「家に帰りたい」「家で最期まで」をかなえる

看護の意味をさがして

藤田 愛

医学書院

はじめに

ご縁をいただき、この本を手にして下さった方に心より感謝申し上げます。

私は、急性期病院、保健所の勤務の経験を経て、一九九八年から訪問看護師をしています。同じ法人の中に二つ目の訪問看護ステーションを開設することになり、二〇〇四年から現在勤務している北須磨訪問看護・リハビリセンターで所長を務めることになりました。早いもので訪問看護師となり二十年が経ちました。

看護師として、それぞれの場所で多くの患者、住民との出会いと別れを繰り返しながら、看護とは何か、目の前にある状況に看護師に何が求められているのだろうと自問自答するようになり、それは訪問看護師になり長くなった今も続いています。答えは容易には見つからず、毎日が看護を探求する挑戦の道のりです。この本の内容の多くは、入院先の病院から家に帰りたい、最期まで家で過ごしたいと願う人と、それをかなえるための看護実践、看護師たちの育成に関するものです。患者、家族の生きる姿、訪問看護師である私。そして挫折しながらも一歩ずつ前に進んでゆく看護師の姿、所長である私の喜びや悲しみ、自信を失くしてはまた立ち直る、六年間のありのままを綴ったものです。

大学院の恩師の「日々の経験やそこにある思いを書き残してゆきなさい」という勧めをきっかけに、自分のためにと書き溜めていました。それをご覧になった医学書院の編集担当役員だった七尾清氏に目にとめていただき、書籍化のお話をいただいたのは四年前になります。とり立てて価値のない私の日常の日記であり、とんでもないとお断りを続けていました。五十歳を過ぎ、看護師として過ごせる日々の短さを感じると同時に、もし私の経験が誰かの役に立てるとしたらと思うようになり、お受けすることにしました。

今、時代の波に飲み込まれ、一層、看護とは何か、看護師の存在する意味は何かということが問われ始めていると感じています。時に看護師が育み、継承されてきた大切なものが足元から崩れてゆくような危機感を抱くこともあります。

私の経験や綴りが、様々な場所で働く看護師や在宅ケアに携わる一人でも多くの皆様にお役に立てることを心から願っています。

最後に。今はもう亡くなられた方もいますが、出会い、私に看護の機会をいただいた皆様、私と志を重ね共に働いてくれた職員、大学院の恩師、そしてそこそこの娘、妻、母であった私を認め、支えてくれている両親と夫とふたりの子供、書籍化を実現して下さった医学書院の関係者、すべての皆様に感謝します。

二〇一八年十二月　　藤田　愛

目　次

第1章

「家に帰りたい」「家で最期まで」をかなえる

ファイナルギフト

病院の連携室のなじみの担当者から電話が入った。低く、小さな声で「相談があるんですけど……」聞かずとも察しがつく。「いいよ、すぐ受ける」。「えっ、まだ何も言ってない」。その声でその先が分かるから。アウトラインのみ聞く。

七十代男性、腎不全や誤嚥性肺炎など慢性疾患の重症の患者。恐らく終末期。翌日すぐの退院前カンファレンスを提案した。レセプトで忙しいんです。終わってからにして下さいと半泣きのケアマネジャーにダメダメすぐじゃないと（涙）、半ば強引に手を引っ張る形で一緒に参加した。

翌日、病院に訪問すると、まず話し合いをする相談室に案内された。話し合いの前に、男性の状況や心境を自分の目で確認したい。「すみません、一目でよいので。先にご本人にお会いしたい」とお願いした。病室で初めてお会いした男性は、息づかいが浅い、今にも止まってしまうのではないかという弱さ。残された時間の短さを感じる。意識も低下している。名前を呼んでも反応はない。

「お家に帰りましょうね」と声をかけた。すると少しずつ重い瞼を持ち上げて、そしてはっきり目を開けた。想像に過ぎないが「家に帰りたい」を男性があきらめていないように感じた。

病室から相談室までの数歩。どうしよう、どうしよう、心の中でひとり言を繰り返す。相談室には妻と子供ふたり。病棟看護師、連携室相談員、ケアマネジャー。和やかに自己紹介から始まる流れ。『あかん、時間がない』。司会に口を挟んだ。
「訪問看護師の藤田です。大変失礼ながら最初に申し上げたい。詳しい経過もまだ聞かぬうちに、初対面の私が断言はできませんが、私の印象として、もう残されている時間が長くありません。明日の透析を終えてからの退院とのお話しですが、透析も含め、すべての治療を中止しても、お家に帰ろうと決めたご家族には、最優先して大事にしたいことが、おありになるのだろうと思います。もしそうであれば、今すぐの退院を提案させていただきます。透析は体の余分な水と、害になる毒素を除去します。もうその負担に耐えられるのかさえ分からないくらいの状態と見受けます」

家族も感じ取っていたのか、「やっぱり……」とつぶやいた。続いてすぐに「ならば連れて帰ります」。「お越しになっていないご家族もご意見は一致しますか」。「はい、何度も話し合ってきました」。揺らぎは感じられない。

それを聞き、病棟看護師がすぐに外来診療中の主治医に連絡。「異論はない」とすぐの退院の許可が出た。

カンファレンスに出ていない家族への「帰るよ」の連絡。退院処方、寝台車、道中・自宅で使う酸素、ベッド、エアマットの手配。打ち合わせもしていないのに、そこにいた家族、関係者がおのおのの手配を一斉に行った。

男性の状態では、在宅主治医の往診は退院直後に不可欠である。まだ外来診療中の時間だったが、思いきって電話を入れた。受話器の向こうから、患者さんがひしめき合う外来の気配。「何ですか？」、そばに患者さんがいるのだろう。お願いしていた新患の方、今日の退院を判断しました。どうしても今日、先生に往診していただきたい。「いっぱいやわ……。よし、分かった、何とかします」との返事。感謝――。これで全部が整った。

順番が後先になったが、聞いておきたいことがある。

「ところでご家族がこの状態で透析も含め治療を中止してまで、退院を決めた、大事にしたことは何なのか。もしよかったら教えていただけますか」

口をそろえて、「ずっと、何度も帰りたい、帰りたいと言っていました。もちろん元気になるなら治療を受けさせたい。けれど、もう命を維持するだけの医療になっていることを主治医の先生に聞きました。ならば本人の願いをかなえてやりたいと……」。涙で言葉が続かなくなった。

「そんな風にご家族に思っていただけるお父さん。どんな方だったんですか」。「とにかく真面目、それと優しくて。そうそう頑固」。「大事な存在なんですね」。何度もうなずく。聞きながら、本人と家族の最後の願いの実現、今からの看護を描いていた。

「では一足先に失礼してお帰りの時間にご自宅にうかがいます」。看護師の連日、複数回訪問の調整のために事務所への戻りを急いだ。小走りでエレベーターに向かう時、「藤田さーん」振り返ると病棟看護師である。

やっぱり無礼な態度だったよなと思い、「何も知らないのに、先走っての発言を、すみませんでした」と謝罪した。「違うんです」。うつむいて、看護師が私の腕を握る。

そのまま沈黙が続いた。私は用件の見当がつかなかった。看護師さんは泣いていた。やっと顔を上げた。「急きょの退院の流れをありがとうございました。病棟看護師も、もっと早くに帰したかった。何度も主治医と交渉したんですが、許可が下りなくて……」。また涙があふれる。

「主治医は何とかあともう一歩の治療をと思う、判断の難しい病状であり、どちらも正解なのでしょうね。でも退院をあきらめず、つないでいただいてありがとうございます。無事のお帰りをどうぞよろしくお願いします。そのご苦労を引き継ぎます。あとは私どもにお任せ下さい」

エレベーターに乗り際に病棟の方角に目を向けると、ナースステーションの手前の部屋で、看護師さんが顔を覆って泣いていた。患者、家族の帰りたい強い思い。医師との難しい交渉や調整のご苦労がうかがえた。

事務所への帰路、「神様、どうぞ無事の帰宅と、もしよろしければ意識のあるうちの一日だけ、男性と家族にお時間を下さい」。信仰もしていないのに私はよく神様にお願いしたり、感謝する。

すべての業務を急いで終わらせ、あとは男性の訪問に時間を費やせる準備をした。

まずは妻から「自宅まで無事たどり着いた」の一報。「主人に家に帰ってきたよと声をかけたら、一瞬目を開けて、最高の笑顔を家族に見せたんです」と妻の声が弾んでる。

やっと最速で仕事を終え、男性宅に到着した。部屋を見渡すと、いつでも帰れるよう、必要なものがすべてそろっていた。

主治医の到着。ここまでの報告と今から起こるであろう症状や経過を確認し、それぞれに事前指示をもらった。もし息苦しそうなら、眠れずにつらそう、熱が出たらと家族が対処できるよう説明した。ご不安を感じる、様子が変わったなど、早朝深夜でもかまいませんので、お電話ください、と看護師の連絡先を伝えた。場が整い、私は退室した。門扉を出て後ろを振り返ると、玄関や一階、二階の窓から妻や子供、孫たち全ての家族がお辞儀や手を振っている。皆、笑顔だった。

自宅に着き、深夜早朝の呼び出しに備え、早めに布団に入ったが、携帯電話が鳴らないか、気にしながらの眠りだった。朝起きてすぐに着信履歴を確認した。男性宅からの電話はなかった。それは無事の一晩を過ごせたということ。ああ、よかった。

朝一番に訪問した。意識レベル、呼吸、血圧、酸素飽和度など、昨日よりさらに状態は下降していた。

ご家族の希望で長年、男性がこだわっていたという身づくろいを一緒にすることにした。私は家族が自分たちがしたいという気持ちを受けて、一歩下がったところで時々足らない手を出す程度に見守った。髭そり、散髪、爪切り。ご家族の男性の思い出話は、途絶えることがない。短時間で入浴もできた。みちがえるようだった。

「恐らく、今日一日はもたないだろうと思われます。心残りなく、ご一緒にお過ごし下さい」。無言のままうなずいた。妻が「すでに私も家族もずっと前から覚悟はできています。けれど大切な人との別れは寂しいものですね」。妻の手は優しく夫の頬に触れていた。

外来中の主治医にも状態の報告を入れた。

そして三時間後に、家族全員に見守られ最後の息を引き取った。

すぐに病棟の看護師さんに電話をし二日間の家での時間の報告を入れた。「ああ、よかった。間に合ったんですね。ありがとうございます」

帰れないよりずっといい。でもできればもう少し早く、もう少し長く、この時間があればよかったと思う。

男性から家族への、家族から男性へのファイナルギフト。

またひとり念願の退院がかないそう

退院、無理だと思うけど。一度、見にだけにでもきていただけないか。

病院の看護師さんから相談の電話。もちろんＯＫ。病院に向かった。


主治医の話しに耳を澄ませる。おお、なかなか厳しい状況が並ぶ。集中してどこに道があるか探す。


（きた！）先生、帰れます。

ただ家に帰った後、ネックになることが二つあります。

「なるほど……」

解決策を提案する。よしそれでいきましょう。病棟看護師さんが、じゃあ、私たちは……と話し合いは進み、一週間かけて準備を整えることができそう。

主治医も病院の看護師さんも随分、思案を重ねていたのだろう。まさか退院が実現できるなんてと、うれしそう。


ところで、お母さん、ご本人は喋れないのに、どこで本人が帰りたいと思っているだろうと感じ取っていますか。「私には分かるのです」と口にした途端、涙がとまらなくなった。一人、心に飲み込んできたであろうつらさが沁みてくる。静かに見守った。お母さん、私たち、総力上げてお手伝いします。

両手で顔を覆って、さらに涙は止まらなくなった。

病室で本人に会った。目が合った、じっと私を見つめている。その瞬間、心が通い合うのを感じた。

「帰ろうね」

大きく見開いた目が、これでもかと笑う。唯一動く、右足首を何度もパタパタ♪　もしかして歓迎かな。またまたパタパタ♪　両手でその足を包んで、じゃあ握手。さらにパタパタ♪、パタパタ♪

お母さんもすっかり笑顔に変わっている。

主治医に初めて行う医療処置をぜひ一度見学させていただきたいと申し出た。ＯＫ！　すぐやりましょう。ていねいなレクチャー付きで見学。手慣れた医師には無意識でも、いくつかの隠れ技。先生、最後のところの回転のさせ方、もう一回見せていただいていいですか。主治医の実施と一緒に自分の手も動かせて、同じ動きをして、イメージと感覚を叩き込む。

すー、くるっ、きゅっ　すー、くるっ、きゅっ来週出直して、私が実施しているのを主治医に見ていただくお願いも取り付けた。

さあ、「わが家に帰ろう」の準備のスタート！

病室からの帰りのエレベーターで看護師さんが、つぶやく。あんな本人のいい顔初めて見た。うちの看護師、皆若いからね。同世代が好みなんやわ。

えっ……

い〜〜〜〜そこかい（笑）

神経難病の男性の願い

熱発と脱水の脊髄小脳変性症、男性。

五日間の抗生剤投与と輸液で回復。好物の脂身たっぷりのすき焼き肉に、ごはんも茶碗一杯食べられるようになった。けれど、ひとアクシデントごとに下降しているのが分かる。緩やかだった下り坂が、昨年後半から早まっている。

「ぼくは死がだんだん近づいてる感じがする」

どんなふうに死の近づきを感じるの。じっと自分の体を感じ取るように沈黙のあと、

「弱ってきている」

……もしそうだとしたら心残りないようにしないとね。何か気がかりはある。

「三人の孫が無事にいくかどうか」

お孫さんの無事。そうですね。もしそうだとしたらその時のご希望はありますか。

「家にいたい」

そう。ちゃんと覚えておきますから安心してね。

いつもほとんど言葉は発せず、発しても聞き取ることは半分以上できない。そばにいた妻が、男性と私のやりとりに驚いていた。まるで魔法のような時間だった。会話のあと、男性はすーっと眠りについた。

誰もがこんな風に老いや死を、そしてどう過ごしたいかを話せるといい。話してもらえる看護師でありたい。

家か病院搬送か——家族の意見の対立の中で

三年前、病院から退院後の支援のために訪問看護の依頼を受けた。「難しいケースです」。医師からなりゆきを説明してもらった。回復の難しい状態であることを家族が受け入れられず、病院を転々としていること。あの時のあの治療が悪かったから、不十分だから回復しないのではないかと疑念を抱き、そのたびに医師が時間をかけて説明を繰り返してきた。

医師と看護師、医療ソーシャルワーカー、夫、長男で退院前の話し合いをした。すでに状態は悪く、家に帰るのであれば、ご家族に近くお亡くなりになる覚悟をしてもらう必要があると考え、ご家族に問いかけた。やはり、あの時の手当てが悪かったからこうなっただけ、回復してもらわないと困る。彼女の生命がまるで永遠であることを望むような段階にいた。

主治医はため息をついた。「ですから……」。この言葉に、すでに懸命な説明を何度も時間をかけて繰り返していたことが分かる。これ以上の治療も回復もできないと、説明は続いた。話し合いは平行線のままだったが、そのやりとりの中から、双方にとっての折衷案を見出して提案し、退院となった。

退院してからの三年間、何度ももうだめかという場面があったが、在宅医療の範囲で持ちこたえ回復することを繰り返した。毎日、24時間、夫は妻のそばにいて献身的な介護をした。夫婦で色々と語り合ううちに、夫は妻の生命と医療の限界を理解し、妻の希望通り、自宅で過ごし、そして自分が最期まで看てやりたいと意向が変わっていった。

夏を越えたあたりから少しずつ元気がなくなり、いよいよ回復のできない下降期にさしかかっていると推察し、在宅主治医、訪問看護師、ケアマネジャー、本人、夫、長男とで現状についての共有、今後についての相談をした。

長男の気持ちも意向も、とことん医療を尽くして命を回復、維持させてほしいと、三年前の退院時と変わっていなかった。本人、夫との意向は対立した。医療だけの問題ではなく、妻であり母である女性の存在についての思いが絡んでおり、間に入っての調整は難しく、ご家族で話し合うことを再度提案するしかなかった。

そして、話し合いをしても長男は変わらないと、本人と夫は最期がきたら、長男の思うようにしてやろうと思いますと言った。複雑な心境であったが、あとはなりゆきに任せることにした。

昨日、訪問した担当看護師から格別な症状や血圧などの変化があるわけではないが、何か元気がない。夫もこれは今までとは違う。もう無理かもと感じていて、私もそんな感じがするんですと報告を受けていた。

遅れての会議に向かう電車をホームで待っていた。「藤田さ〜ん」男性に声をかけられた。渦中の長男だった。二駅、隣に座って話しをした。場所が場所で看護師モードに切り替えるのが難しかったが、担当看護師の報告も気になっていたので、少し頭を整理して問いかけることにした。

あの厳しい状態から帰宅して、もう三年ですね。本当にご本人もご家族もがんばっておられて……ときりだすと、家に帰ってきたから長生きできたんだと思うんです。だって、いつも父や僕がそばにいて本人のしたい通り、わがまま放題させてやって。母が中心で私たち家族があるんです。

そうなんですね。存在というものは、寝ついても病になってもそれは変わらないものなんですねー。あたりまえなのかも知れないが、最近は介護が大変になると家族の関係が変わることを多く経験していたので、しみじみとこの家族のあり方を思った。担当の看護師がよくしてくれていてとても満足している。ちょっと足りないところもありますけどねと、目を細めて話す。

二駅だけだったが、長男はたくさんのことを語った。降りる駅のアナウンスが流れ、私は、このところお母さんが元気がないのを心配していましたと伝えた。ええ、そうなんです。また元気になるといいですね。何かを感じているのか、静かにうなずいただけだった。

「藤田さん、もしよかったらまたうちに近いうちに来てもらえますか」と言った。「ええもちろん」。じゃあさようなら。

翌朝五時すぎ、長男から息遣いが変わったと連絡があった。もう一度、このまま在宅で最期まで過ごすことを提案しようと思ったが、電話の内容で、すでに夫とそのやりとりを終え、病院に搬送することを決めていたことが分かった。

長男には、最後まで医療処置を施される過程と、そこに自分が立ち会っていることが、どうしても必要であった。数時間後、搬送先の病院で死亡が確認されたと電話をもらった。とても穏やかな落ち着いた口調だった。もうそこに永遠の生命を望んで苦しむことはなくなっていた。納得と折り合いがついていると感じた。

まさかの続きがあった。

担当した救急当番病院の医師から、在宅主治医、訪問看護双方にご連絡をいただいた。最期の症状、行われた医療、最期のケアまでご説明をいただいた。そして、もしよかったらこれまでのエピソードを教えていただけませんか、という内容だった。

ただ最後に一回の診察の担当をしただけなのに、救命だけでなく、最善の医療を考えたに違いない。家で、という願いはかなえられなかったけれど、最後がこの医師でよかったと、救われる思いだった。

本人と夫の意思をかなえられなかったことと、看取り搬送のような流れを少しばかり残念に思ったが、これ以上の長男の心情や価値への立ち入りは難しかったと思う。最期まで救命・延命治療を受けさせたい。どうしてもそれを越えられない家族もいるのだ。

私たちは、それでも与えられた状況の中で最善を尽くすのが職務である。本人の意思の尊重や退院後、一度も入院にならずに過ごせるだけの在宅での医療は実施できた。命は救えなかったけれど、無理と思われた本人の家族と一緒に家でと望んだ暮らしが実現できた。

その価値をいつか長男が実感でき、立ち直ることができることを願う。

意思決定支援と病院主治医・在宅主治医の橋渡し

ＡＬＳ、前頭側頭型認知症。八十代男性。

ここ一か月で顕著に悪化し、先週から傾眠多く、歩行しても膝が折れ、調子の悪い時は両脇から二人介助を必要とする。飲み込みができない時は口に残ったままか、せき込みが続き、嚥下障害も進行している。ごくたまに単語やジェスチャーで返答をするものの、大半は無反応である。

半年前、病院の専門医と家族との話し合いでこれからの経過が説明された。家族は将来、胃ろうや呼吸器装着はしない、できれば最期まで自宅で過ごさせてやりたいという選択をした。ならば訪問診療をしてくれる在宅主治医が必要ということになり、専門医から在宅主治医の依頼があり、病院と在宅両方に主治医が存在することになった。

悪化してゆくであろう将来は、将来ではなくなった。命の終わりを感じさせるような悪化が現実になった。その現実の経験は家族にとっては初めてである。事前に選択をしていても、実際となると、気持ちも選択も揺らぐ。意思決定支援の看護の重要な時期である。

家族は「入院治療を受けて、胃ろうを造れば元気になるのではないか」と考え、入院を希望する。経過からして効果はなく、むしろ苦痛を与えることになる。しかし1％も可能性がないかと問われれば、やってみなければ分からない、としか答えようがない。

男性からの意思表明は半年前が最後で、入院は×というアクションのみ。×の向こうの理由も、もはや知ることはできなかった。今は○×の意思も伝えることはできない。理解できているかも分からない。思考や感情は残されている。見慣れぬ私がいるだけで、無言のまま不安に満ちた表情で私を凝視する。点滴を実施していることを覚えていられず、点滴を振り払うように手を何度も動かしてしまう。手がかりが欲しくて問いかけてみるが、男性が日々の暮らしや医療について望むことを汲み取ることはできない。

ここからの入院という環境や治療のコースは想像がつく。回復して元気になることだけを信じているご家族に、デメリットもあることを情報提供して最善を探すための話し合いをしなければならない。担当看護師から難易度の高い局面の援助要請があり訪問する。ケアマネジャーやヘルパーが私の訪問を聞きつけて同席してくれた。

まずは、長くかかわってきたヘルパー、ケアマネジャーに、それぞれから見えていた男性の様子を語ってもらう。

そして家族にも、父の思い出と今、病院主治医と話し合い、胃ろう、呼吸器は着けないと選択した時に遡ってもらい、その時は、何を大事にした決定だったのかを語ってもらう。

「幼いころから、病弱だった母に代わり、保育園の送り迎え、私たちの好きだったものを作ってくれた。家事もほとんど父がしていた。それは私たちが困らないよう、喜ぶようにという思いからです。私たちはおかげで切れた電球一つも換えられなくなりました。父が病気になって、一つずつ家の灯りが消えていったんです。いつも父は私たちを愛し、かけがえのない存在でした。そしてそれは今も変わらない」。この家族にとって、灯りを照らし続けた男性の生き方を家族の言葉に想像を重ねた。父が愛おしく生きて存在し続けてほしい。

先のこととして話し合う時とは違う、失うことを実感して初めて浮かび上がる、父への思い。揺らぎが生じる。一通りの語りを終えた後、具体的な過ごす場所や医療の選択を考えることに話題を移す。

今から二つに分かれるであろう選択肢と、それぞれのメリット、デメリットを説明した。

「デメリットは考えてなかった……」と家族がつぶやく。

大切な人だからこそ、一日も長く生きて存在してほしい。だからこそ、どのように過ごすことが本人にとって幸せかを考えていただきたいと、率直な意見を申し上げた。
沈黙を待った。そして「最期までは無理かも知れないけれど、入院はせず家で看てやりたいと思います」という結論を出した。しかしまだその言葉には、言葉だけの感触がある。問いが家族の気持ちを通り越していると感じ、「急なお話しですので、ゆっくりお考えになってください」と、結論を一晩置くことにした。

在宅主治医からは、「延命は希望しないとの意向でお受けしたので、今回も想定範囲の悪化であり、じっくり診させていただく心づもりだった。ただ、今一度、看護師が家族の心情や意向を確認してみてほしい」との依頼をいただいての流れであった。また、病院主治医にも心づもりがあるだろうから、どこまで積極的に在宅で診療や方針の決定に関与させてもらっていいのかと、動きにくそうで悩んでいた。

主治医二人状態の弊害状況が起きている。

一体いつまで病院の専門医に診てもらうのか。長く、家族の代理受診になっている。家族は次の予約を告げられると、独自で判断し「もう結構です」とは言えないし、分からない。私はすでに、病院の専門医から在宅医を中心とした体制へととシフトすべきタイミングだと考えていた。医師同士で相談して決められるといいのだが、医師同士だからこそお互いに遠慮して突き詰められなかったり、率直に確認できないことがある。何度も経験してきた、病院主治医と在宅主治医の狭間。それを埋めたり、つないだりすることも看護師の役割である。

家族が一晩考えて出された結論を確認し、もし家で過ごすという意向が変わってなければ、病院主治医にその結論と、看護師として、今後は在宅主治医を中心とした診療体制へのシフトが望ましいと感じているが、先生はどのようにお考えでしょうか。長年、男性と家族を診てきて、今と将来をどのように捉え、何が最善と考えるかを聞いてみたいと思った。家族に目的を伝え、受診の同行を提案したら、即座に、「ぜひお願いします」との返事だった。

病院の連携室に事情を説明し、次の予約日までは待てそうにないので、と予約外での受診を相談した。担当科の外来看護師に電話がつながれた。予約は満杯で入るところがないと少々迷惑そう。少々お待ち下さいと電話は保留音になった。迷惑だよな、分かる、でもなそこを何とかお願いしますよ。いけるかなー、無理かなー、いけるかなー、無理かなーと、呪文のようなひとり言を繰り返しながら待った。「一番の予約の前にお越し下さい。主治医には当日まで連絡が取れないから当日事情をお伝えします。面談目的や経過などをまとめて事前にファックスをして下さい」。やった！

一番の診察の前の診察。状況を想像すると、あまり色々とじっくり話せる体勢にはないだろう。朝、見るＦＡＸの文章、当日の効果的な伝え方、問いかけ方を含め、限られた時間をできるだけ有効にするための方法に思いを巡らせた。

当日指定された時間に受付を済ませ、待合室の長いすに家族と隣り合わせで座って待った。名前が呼ばれ診察室に入った。送ったＦＡＸが医師の手元にあった。この段階になるまでに山あり谷あり、長年診てきてもらった医師に見せる家族の表情や会話の質の違いを感じた。知らなかったこともたくさんあった。私は、前に出ずに、家族の後ろ側に座り、導入以外は口を挟まずにやり取りを見守ることにした。

医師はこうがいいんじゃないかというようなことを決して述べなかったが、「以前に入院した時に、男性が環境になじめず、ひどく不安定になったことがありましたね」、「胃ろうをしても前にみたいにお元気になることは難しいかも知れません」など、わずかに胃ろう造設や入院を積極的には勧めない意向が伝わってきた。そして、家族も、長年診てくれていた信頼する医師が、今決断しようとしていることを承認してくれたことが、決定の最後の決め手となり、「胃ろうは造らず、このまま在宅医療やケアを受けながら、できれば最期まで看ようと思います」と家族が表明するに至った。

「よい決断だと思いますよ」。家族の正面に体を向けて、優しく言った。私は、きっとこの医師はどちらに決めてもそう言うのだろうと思った。ひとまずの方針が決まり、診療体制の相談をした。病院の専門医の先生が診ておられると在宅の先生は遠慮されたり、どこまで診させてもらえばよいかを悩みます。「そうなんですね。もう専門医としての役割より、在宅の先生にお任せしたいと思っていました」。「ならば私から代弁させていただいても構いませんし、先生からお手紙をいただけるとなおありがたいです」。「それでは私から、診療情報提供書で私の考えと、すべてをお任せします、お困りになることがあれば、いつでもお受けしますと明確にお伝えします」。家族も方針や体制が整い、安堵の表情だった。診療情報提供書は翌日に在宅主治医に届き、立ち位置が明確になった。どちらの医師からもお礼の言葉をいただいた。病院専門医の主治医、在宅主治医の理解に助けられ、橋渡しの大役を果たせてよかった。

命の選択は相変わらず重くて難しい。何が正解か分からない。またさらに下方に命の局面が移行する時、この家族は揺らぎ悩みむだろう。けれど、今、家族が別れの気持ちに折り合いをつけながら、男性にとっての幸せを思い、選択できたこと。診療体制がその選択に合うものに整えられたこと、この局面での自分の役割を果たせたと思った。ひとり、ひと家族ごとにその様相は全て異なるが、意思決定支援の過程は最後まで続く。

「藤田さん呼んで～」

「そちらに藤田さんという看護師さんいらっしゃいますでしょうか」。病棟看護師さんからの困った口調での問い合わせ。

九十代女性。治まらぬ症状で病院に受診したら、がんが見つかり入院となった。

入院中、主治医に自分のもう治らぬ病状を聞いた。「ほな治療はけっこう。家に帰りたい」と主張した。もう少しの検査と手当てをと説得する医師や看護師に、「藤田さんを呼んで～」と大暴れ。女性は認知症で記憶障害はあるものの、亡くなった夫を一度訪問したことがあるだけ。夫と隣り合わせのベッドにいたが、あいさつ程度に会話を交わしただけだった。家族から聞いたのか、「家に連れて帰ってくれる藤田さん」と記憶の片隅に名前が刻まれていた。

明日にでも退院していただいてもこちらは準備可能ですと病棟看護師に返事をした。

即退院。ご指名とあらばと、はりきって訪問。「へー、あなたが藤田さん？」。女性は私の顔も容姿も覚えてなかった。ちょっと感動の再会を期待していたので、拍子抜けした。「ご迷惑と思いながらお名前を出させていただきました。すぐに家に帰していただいて、本当にありがとうございます」女性と家族が深々と頭を下げる。

「迷惑だなんてとんでもない、光栄です」

私は終末期の段階に、むやみに静かな生を邪魔する医療には反対派である。しかし、この女性と家族は、元気さと食べられなさのアンバランスに苦しみがある。命の終わりは変えられない。果たして医学的にどこまで効果があるか明確ではなく、しばらくの間、点滴を実施することで心身のアンバランスの苦痛が楽になるのではないかと考えた。


点滴がポトポトと落ち始めると、女性も家族もほっとした表情になる。点滴の間、九十年の人生を語って下さる。私は語られる世界を想像しながら、ただ相槌をうち聞いている。そばで家族が静かに泣いている。「頭では分かっているんです。でも母がいなくなるなんて信じられない。いつまでもいてほしい。分かっているんです」と、繰り返す。


女性も、「もう寿命にも人生にも悔いないから早く逝きたい」と言うが、本当のところはまだ名残惜しいの、声なき声。日ごとに心身の準備が整い、数日後、彼女は望んだ通りの場所と生き方の中で息を引き取った。

「家に連れて帰ってくれる藤田さん」。光栄で素敵な響き。

その手前が難しい

八十代男性。認知症、慢性の腎機能不全。

四年間の訪問看護の期間の中で一番悪い。単発で軽い不調を起こしたことはあるが、すぐに対処すると悪化せず安定して過ごしてきた。年の変わらぬ妻との二人暮らし。

先週、たまに咳をするくらいの症状から始まり、あっという間に悪化した。痰の絡んだ咳にゼーゼーが伴うようになり、酸素飽和度は日頃98%あるのに90%まで下がった。発熱は一日だけ38度台だったが、ぐったり眠っている表情に重症感がある。

すぐに主治医の先生のところに連れて行き、胸部のレントゲンを撮ったが、症状につながる異常所見は見当たらない。血液の炎症反応も微増におさまっている。救いは食欲が維持されていること。まだ底力がある。

解熱剤、抗生剤の投与。点滴、在宅酸素で対応し六日目。かなり厳しい状況は脱したが、まだ酸素を外すと、酸素飽和度が低下してしまう。何が起きているのか分からないけれど、何だか油断できない感触。

男性は入院が苦手。治療の必要性を記憶できず、見知らぬ場所、妻のいない風景、相手ペースの処置やケアに耐えらず、管を抜いたり、落ち着かずウロウロしたり、大きな声が出てしまう。病は癒えても心が持たない。

家で点滴をする時は、終わるまでの間、手を添えておく。点滴をしているのを忘れて、たびたび動き始めるから、その都度説明をする。するとああ、そうでしたかと静かに休む。入院したらそうはいかない。

できれば入院は避けたい。しかし、まだ自分の力で歩くことができ、デイサービスも楽しんでいる。これから先、何を最優先するか、命と医療の難しい選択になるだろう。

点滴中に目覚めて「数学で皆さんのお役に立てないでしょうか」と真顔で問う。長年、数学一筋の教師だった。「きっと役に立てると思います。この風邪が治ったらまた相談しましょうね」と返事をした。男性なりに、他人のお世話になることが増えているのを苦しく感じていたのだろうと思った。

妻が「夫婦で延命治療は受けないこと、お葬式は家族だけでしようね、と早くから話しあっていたけれど、その手前にも考えないといけないことがあったんですね」とつぶやく。

ええ、その手前が難しいんですよねー。

もう一度、回復しますように。

「お家に帰ろう」講演がきっかけで

家で過ごす選択肢があることを知ってほしい。知ってもらうために何ができるかを考えた。そして、高齢者や家族の方たちに承諾をいただいて、自宅で過ごすにはこんな風に支えがあり、こんな風に過ごせたという高齢者の実例をご紹介をする講演活動を始めて十年になる。

先日、地元での依頼があり講演をした。講演を聞いて下さっていた病院の医療ソーシャルワーカーの方が、入院中のある男性がずっと帰りたいと言い続けていたことを思い出したと言う。しかし退院の提案をしても、家族は在宅介護は無理なのでずっと入院させておいてほしいという意向は変わらない。もう仕方がないとあきらめていたんですが、藤田さん、一度ご本人に会い、ご家族とお話ししてもらえないでしょうかと電話があった。

もちろんです、とすぐに出向いた。

病室でお会いした八十代を終わろうとしている男性。直感的にあまり長くはないと思った。男性は難聴の上、口数は少ない。ご挨拶をすると、「あんた誰や」。大きな声で短い言葉でないと伝わりそうにない。「私は家に帰ることをかなえる看護師です」。家族との面談はこのあとで嘘つきになるかもと思ったが、「あんた誰や」の質問に、他にふさわしい自己紹介が思いつかなかった。

警戒していた男性が笑う。「頼みます」と握手の手をさしだした。随分、細くなっているけど力いっぱい私の手を握った。私は、その声の力加減や顔の色つや、足先までくまなく見て、何をどれだけ食べていて動けているのか。テーブルに置かれた家族写真の真ん中に男性がいること、それらの手がかりを組み合わせ、今からの展開を思案していた。

別室で娘さんとの面談。無理の理由は山ほどある。

そうなんですか、そうですよね、相槌を打ちながら、家族の苦労や心情を聞いてゆく。同時に、その中から帰るの実現につながるパーツを集めてゆく。

よしできた！

娘さん、無理は十分分かりました。ところで今、私にお話しになりながらこぼれてしまう涙の理由は何ですか。きっと今、お話しに出てこなかった思いがあるんじゃないかと感じます。よかったら聞かせていただけませんか。

娘さんは、えっと驚いた表情を見せ、「私、私は……」、また泣ける。「面会にくると父がいつも帰りたいと言う。それがかわいそうで悲しくて、でもどうしようもなくて」

娘さん、そのような思いがあるのでしたら、もしかして家に連れて帰れなかったら後悔してしまうかも知れませんね。他のご家族はどうお考えですか、と問う。男性の妻、娘さんの夫や子供たちの状況や考えを聞いた。

よし、帰れないより帰れるが勝る。

ずっとじゃなくて、まずは二週間限定で帰ってみますか。そこで、やはり無理か、お正月はお家でって思うかも知れないし、またどうするか相談しませんか、折衷案を提案した。ところで、ご家族が無理なくできることは何ですか。ポツポツだけどなくはない。最大のラッキーは、できないことを委ねてサービスを受け入れてくれること。

訪問診療、訪問看護、訪問介護をざっと組み合わせ、何がどれだけできて、いくらかかるかを説明した。

「二週間か……、やってみます」。緩く決心が固まった。けれど晴れない表情。この表情は不安じゃないな。娘さん、他に心配してることあるんですね。

この問いには長くて深い、両親との歴史の中にわだかまっていた色々なことが語られた。なるほど。わだかまりの正体にあたりがついた。娘さん、きっとそれはこの退院を実現することで、半分以上は解決しますよ。「え、そうなんですか」。ええ、そう思います。

帰るなら、早い方がいい。もちろん長生きできるかも知れないけれど、今日拝見させていただいた様子から、今日明日、命が下降しても驚かない状態に見受けられるんです。

無事退院。玄関入って一瞬の空気感は、家庭で起きていることの大事なサインを示す。おお、暖かくて静かである。男性にお帰りなさい、よかったですね。うん。私のことは覚えてない。いつものようにイヤホンで音楽を聞いている。誰の曲ですか。知らん。やり取りを見ていた娘さんが歌手名を教えてくれる。父が好きなんです。娘さんは今からやれるかどうか不安だけど、連れて帰れてほっとしました、とうれしそうに笑った。その視線は私を通り越し父である男性に向けられていた。

退院から二週間、家族を怖がらせないくらいに少しずつ、少しずつ命を下降させ、昨夜、静かに息を引き取った。わだかまりは二週間の男性の生きざまに触れ、それまでできていなかったかかわり合いをするうちに溶けていた。連れて帰れてよかった。家族皆がそう思えた時間となった。

今は、十人のうち八人が病院で最後を過ごし亡くなる時代。様々な時代の変化で、昔のあたりまえのように家で自然の命の力のまま最期を迎える文化は失われつつある。

連れて帰ってきてよかった、と思える看護を目標に、看護師全員で思案を重ね、かける言葉、ひと場面ごとに看護を散りばめた。それは大げさに見えず、さりげなく。職務を全うした充実感を皆と分かち合った。よかった。皆、本当にありがとう。

たったひとりの高齢者の「家に帰りたい」。困難をあげれば山ほどある。でもこれからも実現のための看護を挑戦し続けてゆきたい。

病院の医療ソーシャルワーカーに電話を入れ、退院後の経過とご紹介の感謝を伝えた。すると、あの時、藤田さんの話しを聞いていなければ、病院から家に帰れないことに慣れすぎた自分に気づかず、紹介にも至らなかった。私もよかった。本当にありがとうございます。これからもよろしくお願いします。こちらこそよろしくお願いします。いつでも駆けつけますから。

「家でこんな風に過ごせますよ」講演。もう少し続けてみよう。

「家にいたい」それぞれの理由

もしよろしければ教えていただけませんか。ずっと家にいたい理由はなんですか。答えは様々である。

家にいたい。多くの高齢者が指さす先に、愛する人がいる。一緒にいたい。床についてしまうようになっても、そばにいて守りたい人がいる。

それは生きている人とは限らない。ある高齢者が私はずっと妻と一緒にと指さす先は、仏壇に置かれた写真の中で微笑む妻。ああ、男性にとって妻はずっとここに存在し、共に生きていたのだと知る。

他に一番多いのが、自由やし、気まま、誰にも気を使わんでいい。

その人にとって深く、確かだけれど言葉に表せないものも多い。「理由、そんな特別なものないわ。そりゃあ、看護師さん、自分の家がいいに決まってるやん」「普通に家にいたいだけ」など。

九十歳男性、一人暮らし。部屋は歴史を重ねた暮らしが分かるもので埋め尽くされ、通り道もない。そこに年季の入った洋服ダンスが大小一つずつ隣り合わせに並ぶ。ちょうど男性の寝床の足元にあり、枕で頭を少し上げた姿勢で過ごす男性にはいつも見えている。男性は無口の上に、もうあと少しになった命の中でほとんど喋ることはなかった。でも私の問いに、「僕のタンスと先に亡くなった妻のタンスです」視線を移す。その視線の先を見た。タンスに向かって優しく目を細める。男性には微笑む妻が見えている気がした。

数日後、その部屋で一人静かにいのちを終えた。いや男性のそばには妻がずっといたのだろう。

男性は絶対に苦しみを和らげる薬も点滴も拒んだ。どうしても飲まない。その理由をのちに、長男に教えてもらうことができた。男性のかねてからの意思は、自分が亡くなった後、若き医師たちの学びのための献体。自分の身体を提供し、若き医師たちが医学を磨くために役立ちたい。男性の意思を貫いた生き方だったと知った。

教えていただいたことを忘れません。お会いできて光栄でした。ありがとう、そしてさようなら。たくさんの高齢者との出会いと別れ。

終わりゆく母の命と息子の揺らぎと(1)

九十歳女性、認知症と老衰。一人で介護を担ってきた息子とふたり暮らし。半年前から命の下降は始まっていた。

今月に入り、顕著に飲み食べが減り、肺炎を併発。主治医から自宅での点滴のために緊急訪問看護の依頼があり、訪問看護が開始となった。一日二回の抗生剤と水分補給のための一週間の点滴を続けた。奏功して、時々の会話ができ、飲食量も増えるなどして少し持ち直した。しかし、命を維持するだけの飲食量には程遠い。眠る時間も増えている。あきらめてはいないが、一日ずつ緩やかに命が下降するのを止められない。

女性は車いすにも座る体力がなく、在宅主治医への通院は困難となった。家族の代理受診でつないでいるが、息子には医師の短い結論だけの説明から、女性の命の意味や、どうしてゆくかの選択ができるよう解釈するのは難しい。このような時、医師の見解を息子の心情や解釈の土俵へと橋渡しするのも訪問看護師の担う役割である。

あとは本人の生命力次第です。ここからの道は三つに分かれています。九十歳は長寿のエリートですから、ここから持ち直すことも多く経験しています。横ばいかも知れません。しかし、残念ながら力尽きるかも知れません。血管がもろく、いずれにせよ点滴を継続することは難しいです。

大変苦しい選択ですが、脱水症状の緩和された今、ここで点滴を終了しなければ、恐らく、ご本人もご家族も望まないと考えている、入院して、人工栄養の道を選ぶ道のりになってゆきます。先生がお伝えしたかったのもそういう意味です。

「そういうことだったんですね」

私は出会ってまだ五日だけですが、お母さんは一口、二口と飲めるだけのものは飲み、自然な命を精いっぱい生き抜いている感じがします。息子さんに大事にされて、一番落ち着く家にいられて何よりだと思います。

先日から母にとって何が一番幸せか、藤田さんに問われて考えていました。遠くに視線を移し、回想しながらゆっくりと語り始めた。

「昔、母と一緒に飼い犬を看取ったことがあります。その時、犬はいいな、自然の命を生きることができてと言っていました。母もそうしたいのだと思います。私はもちろん一日でも長く生きてほしいという気持ちがあります。でも自分たちのために生きているだけの命にはしたくないんです。苦しまず、すっと終わりが来るような最期になればいいと思います」。まるで自分に言い聞かせるかのようにその言葉が繰り返される。
そして、「もっと早く藤田さんたち訪問看護師さんと出会いたかった」。息子がつぶやいた。どんな意味が込められているのだろう。「それはどういうことですか。よろしければ詳しく聞かせていただけませんか」と問いかけた。

女性は一年ほど前から、あらゆるところに排泄してしまう。物を片っ端から壊す。意思の疎通が図れなくなる。そして足腰が弱り、転倒を繰り返すなど認知症の症状が進行した。息子は仕事と介護との両立が難しくなったため、仕事も辞めた。女性が施設の利用を「私をどこにもやらんといてー」と嫌がり、自分しか母を看ることはできないと追い込まれての決断だった。今は失業保険と女性の年金で生活できているが、女性がいなくなれば生活の見通しはない。先の心配も払拭できないままの介護である。

それ以上に、誰にも、自分が置かれている困難を相談して、支えてもらう機会に出会えなかったことが苦しみを大きくさせていた。介護保険ではヘルパーのみのケアプラン。女性の拒否があることを理由に訪問は打ち切られた。サービスの利用がなくなり、ケアマネジャーの訪問もなくなった。息子は最もきつい時を一人で担っていたのだった。当時の主治医もあまりに女性のニーズにミスマッチだった。

息子は一人介護が限界になり、元のケアマネジャーが所属していた事業所に連絡した。当時の担当者は退職していたので新たなケアマネジャーが担当となった。嫌がる女性を施設のデイサービスやショートステイに行かせるたびに、母親に嫌がることをさせてしまうすまなさに折り合いをつけられないでいた。気持ちの行き場を見つけられないことで、せっかくの休息のはずの時間は、身体的には休めても精神的にはさらに負担となっていた。

長い疲れからか、息子はどこか目線も会話もぼんやりしていて、たびたび会話が上の空のようになる。かかりつけ医からも誰からもされていない、命の大事な話し合いをするために、息子の気持ちの向き、表情、言葉の響き、間合いを感じながら、タイミングを探した。

介護保険のサービス担当者会議。

女性は眠っていて会話ができないため、息子とケアマネジャー、施設担当者で今後のサービスについて話し合われた。

私は点滴や体をきれいにしたりするケアと同時進行だったので、隣室で耳を澄ませながら参加した。ケアマネジャーには事前に、身体状況や本人、家族の意向、看護師の判断について伝えておいた。

話し合いの始まりは、いきなり「介護負担の軽減」だった。ショートステイやヘルパー導入、できれば施設入所など話が進んでゆく。『ちょ、ちょ、ちょっと違うやろ』思わず、話し合いをしている場所に駆け寄った。それより先に考えないといけないことがある。

「今、命の分かれ道なんです。その命をどう考えるか。何を大事にするか。まずは女性にとっての目標を立てて、そしてもちろん息子の健康にも留意しなければならない。けれど、経緯は詳しく存じ上げていませんが三年前に母を自分が最期まで看ると決め、仕事も辞めておられる。もちろん最期まで家で看ることができなくてもいいと思います。けれど、そこにどのような思いがあるのかを明らかにしないまま、目先の介護の負担だけ緩和しようとしても、本当の緩和にはならない。果たしたいお母さん、自分への思いがあるのだと思います。それを踏まえた上で、ここまでがんばってきた息子が、悔いがないようにすることもとても大事にしなければならないと思うんです」

息子が意向や気持ちを話しやすいように、ここ数日でお聞きしたことのイントロ部分を口添えして、息子に問う。息子ははっと気づいたように、女性のこと、自分自身の大事にしたいことを話し始めた。

何とか女性の幸せを第一に考えつつ、息子自身の健康にも留意した今後のケアプランへと話し合いが立て直せた。

終わりゆく母の命と息子の揺らぎと(2)

先週からさらに眠る時間が長くなり、座っても数分で姿勢が崩れ、コップを持つ力がなくなってきた。時々、目を開けるタイミングで名前を呼んで、話しかけてみる。にっこり笑って小さな声で返事をする。口の渇きを見て、「何か飲みましょうか」。小さくうなずく。一口含んでも、喉を通るのに時間がかかるようになった。臓器なのか細胞なのか、人は残る力の総力上げて命を保とうとする。その生き抜く様に圧倒される。それでもあまり長くない命となった。

女性の口腔ケアや清拭、着替えなどを整えていると、息子が隣室と行き来する。決して母のいる部屋には入ってこない。少しずつ命が終わりに向かう母を直視できなくて距離を保っているように感じた。

「もう覚悟できてますから。見守るしかない。もうがんばらなくていい。十分長生きしましたから。生かせているだけのような生き方はさせたくない。苦しまないでいてさえくれて、朝気づいたら亡くなっているような最期になるといい。平気」

私が訪問してから、何回繰り返しただろう。隣室との行き来き分だけ、気持ちも行きつ戻りつして、前に進めないでいる。そんな気がした。

十年以上もひとり介護を担ってきた息子が、近い別れと折り合い、できれば心残りが少なくなるように、何ができるか、いや立ち入らず心のなりゆきをただ見守るか。

かける言葉を探した。

「無理なさらなくていいんですよ」「きっと一日でも長く生きてほしい。できれば回復してほしい。そんなお気持ちとの間でつらい揺らぎをしているように感じます」

すると、口にできないでいた、「もし胃ろうか点滴をしたら回復しますか。奇跡が起きるかも知れないですよね」。いいえの返事が怖くて私への質問のようで、返答をするタイミングを与えられない。私は返事にためらった。

しかし、伝えた。「ただ一時的に食べられなくなっているだけなら、先日の点滴で持ち直したでしょう。半年以上前から命が下降に向かい、出会ってからの期間は短いけれど、一日ごとに、九十年の命が終わりに向かう兆候を感じています。胃ろうからの栄養注入は、むしろ実力とのアンバランスから苦しさを生じさせるでしょう。点滴をして一時的に少し持ち直したとしても、命の終わりを数日延ばすだけで、終わることは変えられない。でももし、息子さんが望むのであれば、過ごす場所も受ける医療も選択肢は変えられます。ただ十年以上も介護をし、仕事まで辞めてしまうほどお母さんを大切に思う息子さんだからこそ、悲しみゆえに間違わず、お母さんにとって一番幸せな選択をしてほしいと思います」「私は看護師になって二十年が過ぎました。今、お母さんの選んでいる道のりはもっとも苦痛のない幸せな道のりだと感じています。どうぞそれは自信を持って下さい。私がどう思おうと、決めるのはお母さんと息子さんですから、私はどの道を選ぼうとおふたりの幸せを願い、全力を尽くします」

息子は選択には触れず、母との思い出を語り続けた。


今日の緊急訪問の応援を終え、帰宅の路についた時、やり残したことがある気がした。何なのだろう。そしてそれが何か分からないまま、夕方に息子さんに電話をした。

「もしもし、訪問看護師の藤田です。あ、ちょっと様子が気になって。大丈夫ですか」

「昼間と変わりなくよく眠っていて……」。話しをさえぎった。「お母さんじゃなくて、息子さんが大丈夫かなと心配しています」

「僕はもうあきらめてるし、大丈夫ですよ」。「そうですか。それならいいんです。気のせいかも知れませんが、まだ口にできていない大事なことが心に留まっていて、お母さんとの別れの折り合いや心残りが息子さんを前に進めなくしてる気がしたんです」

「お母さんにはお伝えになりたいこと、伝えられていますか」

「えっ？　母にはありがとう、もうそれだけです。いや。それと……、いっぱいある」

「それは私などが立ち入れない、お母さんと息子さんだけの大事なことです。どうぞ私にではなくて、お母さんにそれを伝えてあげて下さい。どこかで息子に長い間、迷惑をかけたと思っている気がします。きっと安心されますよ。そしてそれは息子さん自身のためにも必要なことだと思います。十年も大半をお母さんのために生きてきた。いつか別れがきた後は復職され、自分のために生きてほしいと願っています」

沈黙を待った。

「母にありがとうを伝えると、自分は終わりだと思って命を早める気がして。僕がもうがんばらなくていいと口にすると安心して、逝ってしまわないかと思って、言えないでいた」「最後だから言うんじゃなくて、ずっと思ってたことを伝えるだけですから。お母さん、あらたまるのも変だけどって、前置きなんてどうですか」「ああ、なるほど。そんな風に軽くしたらいいんですね」。「ええ、でもどうせ母というものは分かっているものですから、伝えても、無理して口にしなくてもどちらでもいいんですけどね」「ごめんなさい。帰り道にどうしても気になってお電話してしまいました」

私の感じていたやり残しは、息子の踏み出せないでいるところから背中を押すことだったと感じた。

終わりゆく母の命と息子の揺らぎと(3)

訪問に出向く途中で、携帯電話が鳴った。息子さんが「藤田さん、母さんはもう息してないみたい」。悲しみをこらえた精一杯のひと言だった。「10分で着きます」と返事をし、車を飛ばした。息子さんが口を湿らせた後、静かに息を引き取ったと聞いた。少し笑みを浮かべたような穏やかな表情だった。

旅立つ前の身づくろいと死化粧は看護師のファイナルギフト。隅々まで綺麗にした。息子に選んでもらった服は、息子が母に買い、一度も手を通していなかった服だった。お顔剃りをし、かつて使っていた化粧品を使ってお化粧をする。ピンクのチークを入れたあと、口紅を薄くつけた小指で唇をなぞる。仕上げに、髪に巻いたカーラーを取ると、女性のハイカラ時代が蘇るような、ほどよい巻き具合。

いつも最後のケアを始めると、私に最後の身づくろいと死化粧を教えてくれた師匠の言葉が聞こえる。家族の記憶に一生残る姿になる。証明写真の枠は特に整えること。そばでじっと見たり、離れて見たりして仕上がり具合を確認した。よし。息子さんを呼んだ。

「うわー綺麗や。まるで生きているみたいや」とうれしそうに微笑む。「何故でしょう。何だか悲しくなくて泣けません」「それは最期まで僕が看るからという母さんとの約束を精一杯やり尽くしたからかも知れませんね」

「藤田さんにお会いできてよかった。出会ってたった二週間なのに、もう何年も前からの知り合いのように感じます。母も藤田さんが好きだった」

「ありがとうございます。私もご一緒でき光栄でした」。深く母と息子に一礼した。

出会った時にはもう時間がないと感じる時期になっていた。誰にも知らされていないから、何の心がまえもなく、いつまでも母が生きることしか考えてなかった息子。混乱し、大きく揺らぐ息子が、大事にしてきたことを見失わず、母にとっての幸せは何か。それは具体的に何を選ぶことか。息子はどうありたいかの意思決定支援とその実現の看護。

私の全力を尽くした二週間だった。いや、女性が最後まで望む生き方を実現するため、息子を支えるために私を招き、全力を尽くすチャンスをくれたのではないかとも感じる。

医師不信になっていた息子は、最後に出会った素晴らしい在宅医により支えられた。薬剤師は女性の命の力を最大限に引き出しつつ、症状緩和に効果のある薬剤を。神戸市一番の訪問入浴のチーム。ひとつずつの手技が、女性に笑顔をもたらし、それを見た息子は、「あーよかった」と一生心に刻まれる光景になった。

それらひとつずつの女性と息子のためのケアのありようは、きっと息子の悲嘆からの回復の支えになるだろう。十年以上にわたる介護を立派にやり遂げた。どうぞ息子さんにはこれからは自分の時間を生きていただきたいと願う。

二週間の看護に巡り合えたことに心から感謝の思いである。

八十代認知症男性と息子の苦悩(1)

「どうすることもできないケースなんです」。地域包括支援センターからしぶい声での新規依頼を受けた。セルフネグレクトとそれを放置するしかない息子の介護のネグレクトの経過を聞く。脱水になり入院し、退院が決まったが男性の拒否が強く、在宅医療もケアも受け入れられない。このまま家に帰っても同じ繰り返しになる。しかし病院での治療は終わったので当然ながら退院を余儀なくされている。退院後に訪問できるかどうかも分からないが、退院カンファレンスが計画されており出席することにした。

訪問が長引いて、開始時間を少し遅れて病棟に到着した。遠くから見えた風景に唖然とした。息子、ケアマネジャー、ヘルパー、福祉用具など在宅サービスの担当者5名が、病棟看護師から引継ぎを受けている。人の行き交う廊下で立ち話状態の退院前カンファレンス。聞かずとも内容の想像がつく。

遅れてきた分、流れに乗れるタイミングを見計らった。在宅の担当者は全て介護職。必死にケアにつながる情報を得ようとしているが、看護師の説明に質問さえ出ない。医療が分からないからだと思って引けている。違うよ。分からないのは、病棟看護師が脱水で入院して点滴で補正をしていることと、不潔で入浴させたことしか知らないからである。専門用語のオンパレード。

ここあたりで、流れが分かり、私も参加。看護師に病状経過を問う。「医師でないので分かりません」。血液検査の結果はよくなっていて、脱水はよくなっています。手元のパソコンを見て答える。さっぱり分からん。「一部でよいです。何のデータが悪く、どのような治療を受けて、それがどう変化したのか教えていただけますか。男性の入院時の状況と経過はいかがですか」。「えーと」のあとは無言が二〜三分。「薬で治療してます」。「何のお薬ですか「は、ええと」再び、無言でパソコンの電子カルテを眺める。質問を変えてみる。「飲み食べはできるようになりましたか」。「はい、大体」。大体の中身を問うがまた無言。「排尿はありますか」。「オムツを七回替えています」。「質問が続いてすみません。変えているオムツに尿は出ていますか」。「んー、多分。まあまあ」

私はこの時点で、この場が時間のムダだと判断した。病院から呼ばれて集合している担当者たちは、あまりに気の毒。「病状も日頃の様子も分からないことはよく分かりました。ならば看護師さんは何を知ってるの。知っていることを教えて下さい」。イヤミな言い方になってしまったのは認識していたが、我慢ができなかった。「えーと」パソコンの画面を必死に眺め回すが、一言も出てこないし、私も苛立ちを隠せなかったが、病棟の看護師は最初から不機嫌丸出しだった。

ケアマネジャーとヘルパーがやっと自分たちのせいで質疑ができないのではないことに気づいた。私に『もうここは終わらせましょう』と目配せをする。「お時間いただきありがとうございました」。にっこり笑って場を解散させ、病室に向かった。在宅メンバーで自力で情報を集める。全身が青白く、長引く低栄養状態独特のむくみ。データ上脱水の補正はされたが、命は下限ぎりぎりと感じた。問いかけても応答する元気はない。しかし、時折発する言葉の意味や声に感じる残された底力。男性の命のコースは本来終末期ではなかったはず。男性に何が起きているのか。

病院の中で在宅サービスの担当者と一人息子だけでの会議となった。過去からの症状と暮らしのエピソードを丁寧に聞き取る。

他人からの接触の全てを拒み、髪の毛もヒゲも長く伸び、風呂も着替えもせず。排泄物にまみれ、悪臭を放つ。季節かまわず寒いと、こたつに入ったままで、飲み食べも日に日にしなくなっていた。触れようとすると渾身の力で寄せつけまいと抵抗した。

今、現れた症状や状況だけ見ていても解決策は見つからない。きっと、きっかけがあったはず。おとなしかった息子が、「三年前です」とぽつり答える。何があったの。「脳梗塞を起こしました」。右半身不全麻痺と失語。恐らく味覚障害と嚥下障害も併発。怒りっぽくなった。恐らく、脳梗塞でうつ傾向を併発し、感情のバランスが悪くなったかと仮説を立てる。

認知症の妻はそれまでと変わらぬことしかできず、脳梗塞後の男性の実力とのギャップが大きくなってゆく。妻が認知症であることを男性は理解できていなかった。いつも通り、ふたりで外に出かけようとして、男性は転倒。やっと退院したのにまた入院。さらに認知症が悪化した。

入院環境に耐えられず医療処置やケアに抵抗したため、治療半ばで退院。今度は妻が致命的な急性心筋梗塞で救急搬送。意識は戻らず、生命維持の医療の中で生きている。突然、妻がいなくなったことは分かるのに、その理由は理解できない。その少し前に男性のもうひとりの息子は過労が要因となり亡くなった。感情を抑え粛々と語る息子の言葉に、心の傷の深さを感じる。

男性にとって誰かのため、自分のために生きる力は失われた。息子にはやっと就けた仕事もある。支援があることも、相談できる場所があることも知らず、「僕はもう無理だ。支援はないのでしょうか」。やっとたどり着いたのが区役所の窓口だった。地域包括支援センターを紹介され、私たちにつながった。

今の時代、ある意味贅沢に介護保険のサービスを受けられる高齢者も少なくないのに、この家族の出会えなかった支援の代償が、男性のセルフネグレクトを重度化させていた。

ここまでの経過がおおまか把握できた。

後日ゆっくりと出直したいところであるが、迫った退院にあたり、傷ついている息子にどうしても説明をし、確認しなければならないことがあった。

「お父さんの命はギリギリで、点滴で一時的にわずかに回復しているが、脱水の原因になった飲み食べのできなさが治ったわけではない。すぐに急変の可能性もある。一口でも飲み食べしていただくよう、本来を取り戻せるよう男性の入口を探すことに全力を尽くします。しかし、間に合うかどうかは分からない。例えば24時間の点滴など、医療処置で一分一秒でも長生きすることを望むのであれば、家に帰ることはむしろ息子さんにとって後悔が残るだろうと思います。初対面でいながら、このような確認をするのは私も迷いがありますが、とても大事なことなのです」

「何をしてでも、一分一秒長生きしてほしい」。即答。「そうですよね」

「私は今日が初めてお会いしたばかりなので、ずっとお父さんと暮らし、大切に見てきた息子さんにしか分からないことを教えて下さい。もしお父さんが認知症でなく、意思を伝えられたとしたら何とおっしゃると思いますか」

「入院はイヤだ。家に帰りたい。一分一秒長生きさせるような医療を受けさせないでくれ。そっとしておいてくれ」。そういうと思います。

それまで淡々と経過や意向を語ってきた息子の言葉に、感情の響きが込もったのを感じた。

「三年間、ご兄弟、両親の介護や難しい判断をひとり担われたことに言葉が見つかりません。本当に苦しかったでしょう。なぜ早く支援と出会えなかったのか……」。「あの、息子さん、あなたは十分にがんばられました」。男性の将来の話し合いをしつつも、それ以前に息子のケアが必要だっだ。「あなたのせいじゃないです」。他の言葉は思いつかなかった。

息子の目に溜まった涙が静かにこぼれ。背中を丸め脱力した。罪悪感にどれほど苦しんでいたのだろう。真面目で優しく、誰かに頼る方法も知らない息子。やっと就いた仕事との両立でよく生きていたとさえ思える。

その後も話を続けた。「変わってもかまわない。その時々で、また最善を考えましょう」と、ひとまず男性の望んでいるであろう帰宅を優先することになった。「父と僕を支えてほしいです。でも全部委ねず、自分もできることはやりたい」という息子のできること、したいことを確認し、帰宅後の方針と何をどのように支援するかの計画を立てた。来週の退院が決まった。

間に合うかも届くかも分からない。男性の命も息子のいのちにも全力で看護を尽くす。介護職の担当者と共に。

八十代認知症男性と息子の苦悩(2)

男性の退院から十日目。

退院直後は、鬼の形相で、誰も寄せ付けまいと他者と話すことも触れることも拒んだ。焦る気持ちを棚上げし、男性のそばに座り、話しかけ続けた。長く、会話が可能になったが、まだ心は閉ざされている。会話に耳を澄ませながら、閉じられた心の扉に合う鍵を探し続けた。一日ごとに一歩ずつ受け入れられてゆく感触があった。入院前にかかわりのあった在宅主治医やケアマネジャーは、男性が心を開いていることが信じられないと驚いた。まず信頼を得た看護師から男性に、ヘルパーのケアの受け入れをお願いした。慎重だったので、小さな疑問や生じている気持ちも聞きながらだったので、毎日一時間以上のやりとりが続いた。ヘルパーたちの努力もあり、ケアが受け入れられるようになってゆく。

男性は食パンが好物だった。加えて、エンシュア、牛乳、ポカリスエットを口にすることができた。量も日ごとに増えた。寝たきりからギャジアップ、そして端坐位、ついに手引き歩行で食卓に歩いて行けるようになり、穏やかな表情で、時々とびきりの笑い顔を見せてくれるようになった。

今日の訪問。いつも通りのメニューを食卓に並べた。この日の元気さを見ていて、もしかして、普通の食事が食べられるかもと感じた。日頃、調理はしない。けれどこのタイミングを逃さず一品試してみたい。冷蔵庫には卵しかない。マヨネーズ、うどんだしを水で薄めて蒸し卵。

男性は緑内障と白内障の治療時期を逃し、視力はわずか。

藤田さん、それは卵をかき混ぜている音ですか。なん年ぶりかな。いい音ですね。目を細めてできあがりを楽しみにしている。私は卵をカシャカシャとかき混ぜる音に目を細める男性の健全さの回復がうれしかった。さて下ごしらえをしてレンジで蒸し代わり。

チン！　あ、まさかのあたため過ぎ。ややパサパサ蒸し卵。日頃はもっと料理は上手なんですけど、長い言い訳の後、男性の薄っすら視力の届くところに出してみた。手を取り、一品作ってみました。ここです。そしてスプーンを利き手に持たせた。器の場所や輪郭を確認しながら、自分でスプーンですくい一口、もう一口。「あーおいしい」。あっという間に完食。おお、食べれたやん。よかったです。本当に良かったですと繰り返した。

食べる合間を見ながら問いかけてみた。どうしてこの一年、髪の毛もヒゲも手入れせず、お風呂も入らず、排泄まみれな場所を寝床にしていたのか、もしよかったら聞かせていただけませんか。

ちゃんと理由があった。

望んでそうしていたわけではない。息子を亡くし。自身も脳梗塞後の右半身不全麻痺。頼みの妻は認知症で砂糖と塩を間違える料理しかできない。男性の不自由を支える介護をすることはできなかった。そして妻は致命的な心筋梗塞を起こし、二度と意識は戻らず、今も生命維持医療で命を保つ。息子は遠目で見ているだけで手を出せず、人生に絶望して生きる意味を失った。心を閉ざすしかなかった。「妻を怒鳴り散らしてしまった。今は妻が認知症になっていたと分かる。すまない。本当にすまない」。あなたも追い込まれていた。誰のせいでもない。

命の下限、生きる希望を失ってのセルフネグレクトから男性は日ごとに回復した。このうれしさを表現する言葉が見つからない。

連日、ケアマネジャー、ヘルパー、息子とそれぞれの訪問時の状況を共有し、皆で一日一回ずつのケアを相談した。チームケアの成果である。

来週から次のステージ。徐々に看護の役割やケアの方向が見えてきた。

地域包括ケアというけれど——看護はどこに向かうのだろう

地域包括ケアというけれど、長年の看看連携の課題も進展してない。新しいことよりまずは未解決な課題を一歩でも前進させることこそが先じゃないかと思う私は、時代遅れなんだろうと思い始めたこの頃。

新規依頼を受けて病院に出向く。病棟看護師と在宅側のケアマネジャー、ヘルパー、看護師とで退院に向けての話し合い。

八十代男性。肝臓がん末期と肺転移。心不全も重度であり、アルツハイマー＋レビー小体型認知症の混合。これからの家での暮らしを考えようとする時、まずはこれら四つの疾患の経過と治療方針を知りたい。病棟看護師に質問すると、「病状は医師に聞いて下さい」ならばと、日々のケアについてと質問を変えた。清拭を週に二回ですね。入浴は制限があるのですか。「全然」。ええと、ならばなぜ病棟で清拭のみなのですか。心の声が聞こえたらしい、病棟の看護師同士で顔を見合わせ失笑。「だったら入れます」と不機嫌そうにメモを取る。

食事はドロドロ&きざみ食。食欲ないと言うが、四つの疾患でお腹いっぱいになりそうな相当量の内服。全て粉末状。これでは食べる気も起こらない。粉末になっている理由、食事形態の理由を聞くと、「さあー、むせがあったからかな」。「医師の指示だし、考えたこともないんですけど」

しまった。疑問符系質問が多過ぎた。病棟看護師が気を悪くして腕組みになってきた。

家族、在宅のケアマネジャー、ヘルパーが状況を察し、ここを早く終わらせて自分たちの目で確かめようと私に目配せする。病棟看護師が、男性のこれからの療養と暮らしのための情報や関心を持ち合わせていないことはバレている。でも誰もつっこまない。もう慣れっこで期待していないからだ。

気を取り直し、在宅メンバーのみで男性の病室に向かった。

男性は、何と抑制衣。オムツに触ってシーツを濡らしたからだろう。オムツは三重にあてられ、不快と暑さで男性が抑制衣を何とかくぐり抜け、その不快と格闘した痕跡が見て取れる。ベッドは四点柵で覆われ、男性はそれを乗り越え二度転倒していると家族から聞く。

男性に声をかけ自己紹介すると、両手を差し出し、すぐに連れて帰ってという。寝たきりですから帰り道は寝台車でなければ無理ですという病棟看護師に許可をもらい座ってもらうと、ベッドから車いすにひとりで移れる。寝たきり扱いだから、ひとりで起き上がるのを阻む超ふわふわエアマットが男性のバランスを邪魔する。

このような場面はめずらしくなく、残念ながら私たち看護師は期待されない職種になりつつある。病状、治療は医師。指示通り。日常生活のことはよく知らないし関心もない。転倒、シーツを濡らすことは重大事項。介護職に向かって「分かってない！」。他職種への不満は慣例。ならば、看護師は何がわかっているの。何をする人なのだろう。ひとり一人の看護師個人というより、いくつもの要因が絡み合い、知らないうちに何か大切なものが、握り締めた指の間から砂がこぼれるようにじわじわと喪失の流れに飲み込まれているように思う。

忙しいから看護ができない。本当に忙しさだけが理由だろうか。看護師は何を考え、何をするかが見失われている気がする。私はここ数年、この危機感をずっと抱いている。どれだけの看護師が気づいているだろうか。看護師は踏みとどまる力を持っているだろうか。

看護はどこに向かっているのだろう。

地域包括ケアの名のつく講演依頼が増えてきた。地域包括ケアとはこうである。こうしましょうというような答えを明確にするような話しが歓迎される。しかし地域包括ケアの一ピースとして、看護師が、そもそも求められている役割を再考し、果たすことが、まず最初の一歩だと話す。ツマラナイという感想も少なくない。けれど、私は新しいことへの着手より、時代に流されず、こぼれる砂を握り締めていることが大事だと思えてならない。

私が時代遅れなのかも知れないと揺らぎながら。

なじみの急性期病院からのSOS

なじみの急性期病院の地域連携室看護師から電話。「今日すぐに訪問なんて無理だよね」。これまでで一番の困難なケースかも知れない。独居の若き男性。入院生活がイヤデイヤデふらつきながら自力でタクシーに乗り病院脱出だとか。

何度も聞いた声だから困りきっている状況が分かる。「ふーん、行けるよー」。なじみの強み。

午後からの全ての予定をキャンセルし訪問をした。余命の限られた重症者の医療と介護、生活課題が複雑に絡み合う、誰も引き受け手のないケース。ひとりじゃ無理。助けてーと叫んでみた。声を聞いて、ケアマネジャー、ヘルパー、福祉用具屋さんがあっという間に集合してくれて、びっくりしたし、すごくうれしかった。本当にありがとうとしか言葉が見つからなかった。

誰の仕事でもない、割れた窓ガラスの掃除から始まり、それぞれのできることを見つけて粛々とこなす。依頼から三時間で何とか暮らせる医療と介護の環境が整う。見事だ。

さて、急ぎの環境が整ったら、急ぎのケアへと思考を移す。痛くて顔がゆがんでる。在宅医の訪問は間に合わない。どうしようかなと悩んでいたら、ケアマネジャーが僕が病院に取りに行ってきます。藤田さん病院に連絡だけ入れてもらえますか。振り向いたらもう出発している。すぐに連携室看護師に連絡を入れ、看護師は病院主治医の元に走って指示と処方を手配。戻ってきたケアマネジャーが、私に「はいこれ」。痛みどめの貼り薬。効果が出るまで数時間あるから、残ってた内服でつなぐ。そして急きょ集合してくれたメンバーたちは、遅れた予定の仕事をこなしに、じゃあと一人二人と退室して行く。

男性に触るな、寄るなと言われながら、温めたタオルで背中を覆う。いつからその背中はずっと同じ姿勢だったのか。あちらこちらが紫色になっている。ああ、気持ちがいいーの言葉がこぼれ出るのと同時に大きな安堵のため息ひとつ。

地域連携室の看護師に経過を報告し、整ったよーと電話を入れることができた。心配して待っていた主治医、病棟看護師、そして地域連携室の看護師御一同様に、それは喜んでいただいた。

多分、一週間か二週間の命。「絶対に回復したい。入院はせん」。じゃあ元気になる作戦を立てましょう。その言葉を待っていた。少し先に嘘つきになるかも知れないとよぎったけれど、それが今この場では男性を支える一番の言葉だと選んだ。男性の最期の大切な時間の準備。間に合ってよかった。

そんなこんなで今日も遅くなった。動いた後の記録は山のよう。明日に回すとしよう。本日は閉店ー。

第2章 《藤田流》看護師育成術

看護のリフレクション

末期がんでお亡くなりになった女性のご主人から「いい時間を過ごすことができました」との言葉を聞いて、総力を尽くしての私たちの仕事を終えたことに安堵した。

今朝のミーティングは、この方たちへ行った看護のリフレクションに費やすことにした。担当した新人二人に「終えてみていかがですか」と問いかけた。

一人は、「病院なら仕事が終われば患者さんのこと気になることもなかったし、自分で判断することも背負うこともなかった。在宅って重いです」。そうだよね。「ところでこの方たちからいただいたプレゼントは何だったかな？」

「はっプレゼントですか?・?・」

目がうつろで出てきそうにないので、この新人への問いは置き（藤田用語：問いを相手に置いて思考する機会を与えておく）とした。

少し先輩のもう一人の新人に同じことを問う。涙。少し待つ。「確かに重圧で逃げ出したくなりました。でも私は自分の善かれとか看護師としてこうであるべきという看護を押し付けていて、何をこの方たちが望んでいるかに目を向けられてないことに気づかされた」「あとプレゼントは……やりきったと思えることです」。初の笑顔。おお～自己中看護に抵抗を繰り返していたけど、やっと壁が見えたか。

看護は一方向ではなくて、私たち看護というかかわりを通して与えられていることにも気づけた。一歩前進。

さあて、先輩の○○さん、ところで訪問看護師の役割って何だったでしょう。急にフラれて、ひきつり笑い。

「生命を守ること。何がその人たちのかなえたい自己実現かを知り実現を支援すること」

私たちに大きな力を与えてくれたご夫婦でした。一つひとつの実践は宝物である。

分かりにくい？　所長の助言

どうしても、今できる手立てが見つからないと悩む担当看護師。

早速、行う看護の方針や内容を決めるために情報を確認することにした。

朝のミーティングで担当看護師に、ご家族が何て言ったんだったっけと問う。

ちゃうちゃう、あなたの解釈を入れないで、そのままの言葉と口調でお願い。

目を閉じ、耳を澄ませてその意味を聴く。

ごめん、もう一回お願い。

もう一回。

「……！　分かった」。木を見て森を見ず。見てないところに視点を変える。

重ねていたつもりだったが、私たちとご家族の見えてる風景、立っている土俵が違ってるんやわ。今の手立てを考えることに振り回されてる。

もう一回、今日の訪問で、今をどう感じているか。何を大事にしたいのか、どうしたい、してほしいのか。問い直しをしてみて。

その問いかけそのものが、ご家族にとっても、今一番必要な看護やわ。

こんな助言、聞いてる方は分かりにく〜と思いつつも、それ以上分かりやすい説明ができない。

しばらくの沈黙が続いた（だよな）。おや、何やら担当看護師がひらめいた。

「所長、以前のケースで行き詰った時も、同じことを言われました。できるかどうか分かりませんが、言われていることは分かります。やってみます。それで、もう一回、家族と一緒に立ち返ってみます」。

そうそう、それよ。いーーーっすごい。伝わってる。

この前まで、所長の言葉が外国語に聞こえると嘆いていたのに、いつの間にかこの感覚的な言葉にしか表せないケアの意味が、共有できるようになってる。

さあ、何をつかんで戻るだろう。

新人看護師へのマニアックな指導

昼間の定期訪問で「いつもと違う。悪化するかも……」報告は夕方遅くなってからで、先輩看護師が対処を急いだが介入が一歩遅れた。指導をしてみたが、会話が交わった感じがなかった。

私は一日事務所に不在で、先輩看護師から患者の状態、対処、指導のやりとりの詳細な報告が入った。即座に再発予防のために、状況の分析をする。テクニックの問題か、判断の未熟さか。サポートシステムに問題があるか。はたまた心理的な問題か。

朝一番に新人看護師が気の重そうな表情で、所長、報告しておきたいことがあります。この時点で落ち込んでいるということは……。昨日の○○さんのことだね、ならば私だけでなく、ミーティングで皆と共有しましょうと返事をした。

他に何か報告や相談のある人いますか。進行役の看護師の呼びかけにそっと手を上げた。核心に入らず、長い状態報告が続く。彼女にとっては、失敗と思うことを口にするのは、相当な勇気がいる。

さあ、がんばって口にしてみてと声をかけた。小さな声で判断ミスとそのことがどのような状況につながったか、やっと声に出た。よし。

このパターンのミスはスルーさせるのも、落ち込みと反省で終わらせるのもだめで、また同じ行動が繰り返されるから、しっかり摑まえておかなければならない。

「いつもと違う。悪化するかも」。正しい感触だったね。ちょっとここからは心理面へのマニアックな介入。

さて、その次よ、「いつもと違う、悪化するかも」と思った瞬間、自分の中で、どんな心の声がした？　その声が次の行動を選ぶのよ。

長い長い状況説明へと変わる。

ちゃうちゃう、そんな長い文章じゃない。私が看護師役となって再現する。

「きっと大丈夫」。おお、出てきたぞ。

大丈夫じゃないかも知れないと思うと、何をしないといけなくなるの？

それをしようと思うとどんな気持ちになる？

でこんな感じで質問を繰り返してゆく。で、一緒に発揮を邪魔する犯人を探す。

見つかった！
「怖さ」。看護の問題ではない。

核心に触れてはっとしたのと同時に目いっぱいに涙がたまる。「怖さ」の存在が、行動につながるメカニズムを説明した。怖さを感じた時には、どうしようか。できる次の具体的行動を探す。「相談する」。今まで怖いと思うものは避けるか、スルーするかの行動パターンを取ってきたため、挑戦になる。あたりまえのことのようで難しい。定着するまでサポートが必要である。

そして、話題を変え、ところでどんな看護師になりたかったんだったけ。「患者さんや家族の役に立てる看護師になりたいです！」。彼女の夢を確認した。この思いと現場での力をドッキングさせるのも私の仕事である。

なりたい自分を邪魔しているものを一緒にやっつけようね。大きくうなずいた。きっと夢はかなう。

自分一人だけじゃない、そう思えるメッセージを伝えておきたかった。そういえば皆、そんな時あったね、と先輩スタッフとのやりとりで記憶に残っているものを、患者や家族役と看護師役の三役になりきり必死のなりきり再現。って、真面目に語っているのに、ひとり、またひとりと声をたててスタッフが笑う。うつむいているけど、明らかに笑っている人も。

えっ、何？　何？　所長～いい話なんですけど。最近、ひとり芝居の腕が上がり過ぎて、おもしろ過ぎて話に集中できません。だって（笑）

力説になればなるほど役者か芸人風所長になるらしい。和やかにミーティングが終わった。

行ってらっしゃい♪

皆を送り出して、事務所で一番やさしい若手事務スタッフに、なあなあ、皆、私のことおもしろいんだって。真面目やのにどこがよね～って、かばってくれるの狙ったのに「全部ですよ！」って、もっと大笑いされた。

先輩事務スタッフが、「でも皆、笑う余裕が出てきましたね」

介入の遅れた患者さんも対処を挽回でき、無事に経過できた。

やれやれ……よかった。

《藤田流》主治医への報告トレーニング

男性八十代で一人暮らし。

呼吸器の疾患を持ち、一年に二～三回くらい悪化し、入退院を繰り返している。随分長く安定していたが、おや、元気がない、食事量が減ってきた。容易に酸素飽和度が低下し、正常値への戻りに時間がかかるようになった。

肺炎か、水がたまったか……。

診断はできないが、急いで治療が必要だと判断。担当看護師に主治医への報告を指示する。

「報告したけど返事くれない」「動いてくれない」で、流れが停滞。

くれない、くれない……で、どうするの。

「報告した際の文章見せて」。計測した値の羅列と往診依頼。う～ん。これでは動きは引き出せない。理屈で問いかけても、困った表情を浮かべてるだけで、思考も言葉が続かない。

ならば、と担当看護師の感覚に問うことにした。

まず利用者の状態は、赤、黄、青どれかな。黄色です。

青になりそうな黄色、黄色のままとどまっていそうな黄色、赤に変わりそうな黄色のどれだと感じる？

「赤に変わりそうです」。即答できる。

なるほど。ではその赤になりそうな危機感は医師にこの報告内容で伝わるか実験してみましょう。

担当看護師と外来の合間か、午前診の終わった後に何枚ものＦＡＸに目を通す状況の主治医役になりきってもらった。私は看護師役となり寸劇。看護師の報告内容通りを女優になって伝えてみる。

どう？　う？　全然、伝わらないと思います。

どんな反応になる？　って言われてもなぁ。

だよね、さあ、どうする？

経験が浅く、ここからは思いつかない。看護師が見てきたこと、感じたこと、本人や家族の認識と症状に対する対処の希望などを聞き取る。ご本人は悪化を感じながらも、もし入院になったらお正月を家で迎えられないのではないかと心配し、直接先生にご連絡することを避けていますなど、これらの状況から迅速な治療が必要と見受けられます。次回の定期往診まで経過観察では悪化することが予測されます。ご多忙中恐縮ですが、臨時往診もしくは対応について指示をいただけますようお願いし申し上げます。かつ、ＦＡＸが他の文書に紛れて読んでいただけないことも考慮し、受付の方に○○様の不調があり、至急にＦＡＸをお送りするので先生にお渡しいただけますでしょうか、と念を押した。

即、往診しますのお返事ｇｅｔ！

診察した医師は、あかん、これはすぐに病院で検査と治療を受けなければならない。主治医と判断が一致した。事前に看護師から本人の意向を伝えていたので、主治医は意向を尊重しつつ、本人に今すぐの病院での治療が必要と分かりやすく、力強い説明をした。入院が長引くのではないかと心配していた本人も、それならばと納得。医師から病院の医師への連絡があり、すぐに外来受診の予約が取れた。受診の結果は、肺炎で入院となった。手当が早かったこともあり、十日間の入院治療で退院の連絡。

入院先の地域連携室に状況を聞きながら、退院後の医療と介護の体制はすでに整えてある。男性の、家で過ごしたいも、お正月を安定した状態で過ごしたいの希望も、かなえられそうだ。やれやれよかった。

家での年末年始は、多くの利用者の願い。残すところあと二週間。現在の自宅利用者数二百名。それぞれの主治医の合計は八十名。

誰もが、無事に一人で、家族と願うお正月を迎えられるよう、準備を整える。

これがこの時期の訪問看護師の大仕事。

今年、十分な休みも取れず働いたスタッフの休みも確保するぞーー。

訪問看護師の育成——オンコール

訪問看護師の育成は、所長の一番重要な役割だと考えている。我流を積み重ねつつ、人材育成の研修や書籍でも数えきれないほど学習はしている。少しはイケてる所長になってきたかと思えば、また崩れ、行きつ戻りつの気の遠くなるような道のりである。

初めて訪問看護師になる人、育成側双方の大きな山場がオンコール。医師と違い、看護師は臨床経験の中で、その場を自立して一人で判断することはしてきていない。なので、病院での臨床経験だけでは知識も技術も不足する。しかし、何人も育ててきて思うのは負担も大きいが成長にもつながる。何より、多くの療養する利用者が、「何かあってもいつも看護師とつながっていることで安心する。抱え込まなくても一緒に判断してもらったり、必要時には訪問してもらえることで家での生活が続けられていています」と言う。疾患を抱えたり、最後の時を家で過ごすために大きな支えとなっている。

訪問看護の基本段階が身につけられた三か月勤務を終える頃から、オンコール当番をするようになる。訪問看護師のオンコールとは、日中の勤務を終えた後、自宅に緊急用の携帯電話を持ち帰り、利用者の体調不良等について24時間対応をする。身体的な状況以外にも本人や家族の価値観、認識、意向、生活状況も含めて総合的な考察により対応を判断する。適切な判断をしたいと思うから当番の日は緊張がある。

デビューはまず、電話を持ちながら家庭生活をする感覚をなじませる。次は、電話があれば、出る、情報を得るところまで。そこからは全て所長が判断、指示をする。慣れてきた頃、「どう捉える？ どうしたらいいと思う？」と質問をし、判断の練習をする。そして、もし自分で判断ができない、判断したけれど自信がないから確認したい、そんな時は連絡ちょうだいね、と段階を踏む。それでも初めは、利用者からの電話があると緊張で思考停止する。息づかいが聞こえそうな緊張で、情報だけ述べて、どうしたらいいですか？から始まる。甘やかしはしない。なぜならそこを乗り越えなければ、夜間は特にだが日中の定期訪問でもいつまでも自分で判断できず、不安が伴い、自信もついてゆかない。だから、できることをしないで、丸投げしようとすれば見逃さず、「自分で考えて！」とあえて厳しい言葉を投げて待つ。「ええと、こう考えます」「このような対応が必要だと思います」と考え、言葉にできるようになる。そうして徐々に所長コールの回数が減ってゆく。判断や対応が適切で見事に成長してゆく。夜間の対応をすることで、昼間の看護で何をしておく必要があるのかを、より深く考え始める。

慣れない頃は電話がなくてもオンコール当番というだけで緊張で眠りが浅く、翌日、ちょっと疲労の表情。日中の勤務に支障のないよう一日を見守る。

オンコール当番をしながら、家庭人としての役割、オンオフの切り替えなど、バランスも上手になってゆく。ここで私は、順調なデビュー戦のひと区切り。デビューが軌道に乗っても、一人で深夜に大きな判断をした時、それでいいんちゃうと言ってほしいこともある。できるところまで考えてみて、やってみての上のサポートは惜しまない。

深夜に当番の看護師からメールが届く。電話をするほどではない。多分この対応でよかったと思うけれど、一人で抱えられない状況の時である。うとうとしながら、メールの着信音に目覚める。利用者の状況、対応を評価した後は、文面ににじみ出る看護師の心境を察して返信をする。そして、また眠りにつく。

翌日、当番だった看護師がニコニコしている。「昨夜はありがとうございました。さすがですね。藤田さんには分かるんですね。返信いただいて、本当にほっとしたんです」

「そう、よかった。そりゃ、そうよ、私所長やもん！」と言ったものの、薄っすら返信した記憶はあるが、眠りながらで内容を覚えてない。隠れて送られてきたメールと自分の返信メールを読み返す。

内容はというと……、「血尿。昼間動いたから石が尿管を刺激しての出血かも。緊急性はない。本人、ご家族と相談して経過観察としました。でも何だか気になります」――「その対処でいいと思います。高齢者は絶対大丈夫とか保証はないなと実感しています。その前提を承諾していただいて、できる限りの判断や対応でお手伝いしているのだから。何か気になる心配、私が半分預かりますよ。朝に電話で状況を確認する。そこまでだよ。おつかれさま」。なんだ、あんまり大したことない返信だった（笑）。

ちなみに経過観察対応とした判断はヒットし、患者さんは翌朝、すっかり症状もなくなり、ご家族も元気になっていた。

「きっと、電話をした家族もあなたと同じ。不安で一人で背負えず看護師に電話をかけたのでしょうね」。「ああ、そっか、そうなんだ」。「じゃあさ、今度からそのあなたの経験した安心を、家族への看護にできるといいね」。安心した体験は、看護師だけでなく誰かの看護につながる。昼休憩にそんな雑談をひとしきりして、元気に午後からの訪問に出かけて行った。

命のかかる、24時間対応はいつまで経っても重みがある。背負い過ぎても背負わなさ過ぎてもいけない。24時間、適切な判断をして利用者の家での暮らしを支えたいとがんばる看護師たち。私は育成とサポートが役割。看護も育成も同じで１００％の正解などない。判断を間違えることもある。看護師にとって正しくても、その人にとっては間違いであることもある。自己嫌悪や自責を感じて苦しいこともある。それでもその場その場の最善を考えて、挑戦を続ける。

容易な道のりではないからこそ、看護師たちの一歩ずつの成長を目の当たりにする時、少しずつ自分の看護に自信をつけてゆく時、楽しそうに訪問看護ばなしをするようになってゆく時、まるで贈り物をもらったような気持ちになる。

二年目スタッフからのメール

八十代女性。加齢、認知症と複数の慢性疾患の終末期。家に帰りたい。家がいいという妻の最後の望みをかなえてやりたい夫。

病院の医師が勧める生命維持のための治療をお断りし、自宅退院となった。

症状緩和の難しさに加え、八十歳代の老々介護。安定を阻害する要因が多く、予想通り苦戦したが、何とか、女性と夫が願った家での暮らしが整い過ごした後、昨日、夫に見守られ最後の息を引き取った。

退院当初より展開の難しさが予想された。担当看護師を誰にするか思案し、一部先輩のサポートつきで、二年目のスタッフを担当として当たらせることとした。

入職後、プライドと怖さが邪魔をして、できないこととの直面を避けたい気持ちが、一歩を踏み出せなくする。面接やメールは、数えきれない。もう無理です。全然できるようにならないと自己嫌悪は怒りに変わり、何度も所長に向かう。正直、私もあきらめそうになった。

恐らく、彼女の怖さをやっつけることができたら、本来持っている彼女の優しく粘り強い看護師への成長が見える。それはいくら回りがサポートしても前進できず、本人の意思が伴ってこそ成長へと進んでゆけるのである。

「どうする。もうがんばるのやめようか」「ところで患者さんや家族にとって、どんな看護師になりたいって思っていたんだったけ」。その問いに、きっと言葉にできない何かがあるのだろう。そのたび持ち直して、また顔を上げる。「じゃあ、もうすこしがんばってみるか」。そんなことが繰り返された一年だった。

今日のメールでは、今回担当した冒頭のご夫婦への看護の振り返りとともに、自分のことが綴られていた。

「私、何度、藤田さんに言われても、患者、家族と向き合うことを避けてきました。病院で勤務していた時はそんなことしてきてなかった。できない自分を見るのがいやだったんです。でもやっと逃げずにいられるようになりました。今回できなかったこともありますが、私はやっと一歩踏み出せました。本当は逃げてる自分がいやでいやで、でも変わるのもしんどくて、身動きができずにいました。まだスタート地点に立ったにすぎませんが、患者さんやご家族の力になれる看護師になりたいです。これからもよろしくお願いします。夜分ですが、忘れぬ今のうちに藤田さんに伝えたくてメールさせていただきました」

返信は不要ですと書かれていたが、「感謝です。これからも一緒にがんばりましょう」と即、

返信をした

患者、家族の願いをかなえる姿勢を持つ看護師を育てること。それぞれのなりたい看護師への自己実現を支えること。それが私の仕事。

挫折の連続だからすごくうれしい。しかし、この一歩までの一年と六か月。短くはなかったな。でもあきらめなくてよかった。

なりたい私。なりたい看護師。その道のり

スタッフの成長支援の立場になり十年。単純に知識や技術を教えて解決できることもあるが、複雑でてごわい壁に阻まれることもある。私は提供するケアに影響する問題の本質を見極めての支援や解決をすることが仕事である。

その一つ。他者承認、自己承認に深くかかわること。

看護師に限ったことではないが、それまでの様々な環境や状況によって「承認」に枯渇している人も少なくない。自覚しているかどうかは別にして、誰しも他者に愛されたり、認められたいという欲求は、身体でいう排泄などと同じで、心の自然な欲求である。

しかし、この欲求が過剰な場合、提供する看護の目的が他者からの承認になり、自分を満たすことが優先され、自己中看護や他者への過剰な要求を生む。

求めている他者の承認を得て、一時的な応急処置をすることはできる。けれど、思い通りに承認が得られないと、心の奥底には満たされなさが貯まってゆく。

なぜか……。

健全な心は他者の承認は喜び、弾みになる。しかし他者承認以前に自分で自己承認ができていないと、枯渇状態は変わらない。枯渇すればするほど他者への欲求は増し、決して求めているものが手に入れられない心の閾値に突入する。

実は愛している、認めていても、他者の承認や愛を感じる感度が落ちる。満たされないと嘆くのは、求めているものが違うから。本当に求めているのは、自己承認。それが基盤にないと他者承認だけでは足らないのである。そして、それは今起きている出来事のようでありながら、過去からの傷の積み残し。

若さでごまかしがきかなくなる四十歳も大きな境目。自分の存在価値を本質的に問う年代にさしかかるからである。避けてきたのに今さら見たくない自分の負に目を向けるのは、苦しく、痛みを伴う。手つかずにきたから、気づいてしまうと迷子になるのが怖い。やっかいなのは多くの場合、無自覚であること。

自己承認を手に入れるのは、そんな自分に気づくこと、受け入れること、許すことである。そして、本当は自分はどうありたいかを見つけること。ありたい自分を手に入れるために今できることを、こつこつ、確実に積み重ねることである。

その積み重ねと比例するように、少しずつ、いわゆる患者、家族を中心とした看護が展開できるようになる。

やってますと自信たっぷりにいう看護師もたくさんいるが、ホンマかなとちょっと疑う。深いわけがなくても、うっかり他者中心と自己中心とは入れ替わるもの。結構見分けは難しい。私も、いけてるの勘違いをまあまあやらかしている。しまった〜とそのたび仕切り直す。

いつも看護師たちが単なる手先のミスではなく、本人の持つ心理・行動特性が絡んだ問題になってミスになって表れる時、私が伝えることがある。

ミスではなく、そこにどんな自分の気持ちがあったか気づいてみようよ。もし負の自分がいてもいいの、それを大事に抱きしめて。あなたの価値は変わらない。そこから一緒にやってゆこう。あなたがなりたい自分、なりたい看護師に向って挑戦する限り、それがどんなに険しい道でも、私は必ず、全力であなたを応援し続ける。それが私の仕事だから。

先日、気になっていた「大丈夫です」が口癖の看護師に声をかけた。大丈夫には本物と偽物がある。看護師の大丈夫は偽物で看護にも影響していた。

見たくない、知りたくない時にその扉をこじ開けてはいけない。好機を待っていた。〇〇さん今、何か困ってないかい？　はい大丈夫です。そう。すごく困ってる顔に見えるけど、それだけ伝えて、黙ったまま彼女の隣にしばらく座っていた。

「いや、違います。本当は困っていることだらけなんです」。「そうか、あなたが大丈夫でなくてよかった」。私は初めてのこの看護師が大丈夫じゃないと口にできたことがとてもうれしかった。

いつからか、本当は大丈夫でなかった涙。ハンカチで目を覆うようにたくさん泣いた。「私がなりたい看護師になれるなんて、かけらも信じられない」。ああ、何度聞いてきたであろう。ここを越えた先輩達の名言。

初めての彼女からの心からの言葉。本人は気づいていないが、彼女はもうなりたい看護師に向けての一歩を踏み出したのである。溜まっていたものをたくさん話す。あなたがずっとあきらめてきた、なりたい看護師、なりたい私は何だろうね。

なりたい自分がなければ、葛藤も苦しみもそして成長もないんだよ。

私はあなたの成長が信じられるし、もうキラキラ看護が目に浮かぶんよねー。

え、本当ですか。ふん、もちろん見えてるよー。楽しみにしておきね。必ずこれが所長の言ってたキラキラかと思う日が来るから。今日は話してくれてありがとう。

さてここから確実に一歩ずつを進んでゆくための方向付け。ＳＯＳでも大丈夫って言いたくなるのはなぜだろう。大丈夫じゃない困りごとや気がかりを溜め込んで、できることまでできなくなっていたことを考えてみてもらう。色々と出てきた。「おー素敵」。なるほど、ところで今のままだとしんどいよね、で、明日からどうする。今できることをひらめくのを待つ。そしてもっと具体的には行動レベルに分解。必ずやり続けることを約束した。彼女の挑戦が始まった。偽物の大丈夫は口にしなくなり、困ってます。教えて下さい。応援して下さいという、援助要請ができるようになっていった。

こんな風に自分への挑戦を選んだ看護師たちを、それぞれの個性や能力に応じてサポートし続ける。その試行錯誤のサポートが私の選んだ挑戦。

そんな込み入ったサポート、すぐ心折れて落ち込むんだからやめておきって、自分を説得するんだけれど。気づいたらまたやってしまってる（笑）。

時間があったらできるのか？

様々な場所で、忙しいから看護ができない。今や定番句になってしまっている。そんな時もある。だけど、認識が染みついて現実を作り出し、いつしか時間があっても何をするか分からない、分らないことさえ気づかなくなっていってないか。

看護師が看護業務に時間が取れるようにと始まった、業務の効率化。効率化は誰かを幸せにしただろうか。気のせいならよいが、看護は知らず知らずに患者にとってだけでなく看護師にとっても大事なものを手放し、見失いつつあるのではないかと感じる。

ある講演で、忙しいから看護ができないと盛り上がるグループワーク。じゃあ今、十分間、あったらどんなことしたいですか。何ができますかと問いかける。

「えっと……」、何も浮かばない。思い浮かばなければ、時間があっても看護ができる日はこない。誰かが、状況が、あれがこれがないから看護ができない。再考の時を迎えている。間に合うといいが。

表看護と裏看護

訪問看護には表看護と裏看護がある。感覚的なもので、それは何かと説明できない。しいて言うと、表が目に見えたり、言葉にできるもの。裏は目に見えず、言葉に表しにくいもの。ひとりずつ、ひと家族ごとの過程の中に表と裏がある。

二年目看護師が、看護がうまくいかないと頭を抱えている。自分で考えられるだけ考えてみないと、いつも他者に答えを求めたくなるから、声のかけ時、どう伝えるかは悩んでいる新人以上に毎回悩む。看護も十人十色だが、看護師も十人十色だから多国語を持ち合わせないといけないんだなー。もちろんこちらも最初から持ち合わせているわけではないから、看護師と出会うたびに新たな言語習得みたいな学習が始まるのである。

二年目看護師。もう十分に考え抜いた。そろそろ声のかけどき。おーい、困ってるみたいだけどどうした。待ってましたとばかりに必死に本人と家族のこと、看護について喋る。表看護は抜かりなし。そろそろ裏看護を学ぶとき。訪問看護には表看護と、裏看護があるんだよ。このケースは今、裏看護のタイミングで、あなたの担っているものを下ろして、本人と家族に担わせることで、初めて道が開けるんだよ。

開いた口が開いたまま。そりゃそうだ、意味不明過ぎる藤田オリジナル看護論。こっちも必死で思いつく限り、二年目看護師から見えている風景を想像しながら、説明してみた。時計を見たら六十分が経っていた。


看護師は沈黙のまま。

分からないだろうな……、と期待せずに待っていた。

「あ、そうか、じゃあこういうことですね」。弾んだ声で見えてきたものを話し始めた。お、それそれー。それやねん。素晴らしい。まだ結果も出ていないのに、なぜか手を取り合い喜んだ。

看護の大切なひとつの技を教え、つかみ取った。

今日は看護師たちの難易度の高い相談が続いた。それぞれの、「あっ分かった！」が所長の宝物。そうして、看護師たちは皆自分たちで歩き始める。

第3章

苦闘する訪問看護

身の危険を感じるクレーム対応

「おら、おまえが所長か。電話待たしやがって」。烈火のごとくの怒りで、受話器から室内に怒声が響く。すぐに頭を切り換えられず、混乱しながら応対を進めた。

電話の相手は六十歳、脳血管障害後遺症の女性の夫。内容はケアマネジャースタッフへのクレーム。

①毎月のサービスの予定表をもらっているが、デイケアの終了時時刻が三十分違っている。お前、これ公文書やろが。公費から金もらってるくせにええ加減なことして、不正請求ちゃうんか、管理者やったら把握しとるやろな。

②ケアマネジャーが応対時にうん、うんと返事をしてうなづく。お客様に対しては「はい」やろが。

③どんな管理しとんじゃ

①、②、③という、不手際があり、ご不快を与えてしまったんですね。「そうや！」。それは大変申し訳ありません。「事情を説明せんか！」。それぞれについてありのままを伝えた。「すぐ謝罪にこんかい」

身の危険を感じる相手である。あえて本日は行けないと返事をした。「何おー」再び、烈火のごとくである。「お前こんのやったら役所に今から報告したる。ええんか!!」

本当に申し訳ないことに、私の管理が十分でないため起きたことです。ぜひ、区役所に実態としてご報告ください。「はっ、区役所やぞ、ほんまにええんやな?」。ええ、どうぞ。本当にご迷惑をおかけしました。

どうやら区役所に報告するということで、何かしらのこちらの態度を引き出そうとしているようで、このやりとりが数回繰り返された。

私はクレームを三つのパターンに区別している。男性のクレームは、クレームそのものが目的のパターン三。善処を繰り返しても解決には至らない。もちろん介護のストレスは計り知れない。それを差し引いてもたちが悪い系である。私は①②③の反省とは別に撤収を決めた。ここからは撤収に向けてのやりとりになる。

相手はシナリオ変更に戸惑っている。間があき、あらためて①②③について、お詫びと改善のお約束をした。続いて、ところで私どもの不手際で、すっかりケアマネジャーへの信頼をなくしてしまわれましたよね。「おーあるか、あんな奴に」。信頼関係がなければいいお手伝いはできません。ケアマネジャーを変更させていただく方がよろしいかと思いますが、いかがでしょうか。「もちろんや、そうせえ」。あいにく他のケアマネジャーにも同様の教育しかできていません。今日頂戴した貴重なご意見を反映しての私の教育の立て直しには少しお時間をいただきますので他の事業所の方に交代させていただいてもよろしいでしょうか。「おーそうせえ」。完全に怒りはおさまっている。電話対応は一時間費やし終わった。

ケアマネジャーが涙を浮かべて、私と男性との対応を心配そうに見ていた。電話が終わるとすぐに私の元にやってきて、申し訳ありませんと頭を下げる。早速、①②③について原因の解明と対処を話し合った。

生活保護の担当ワーカーに、①②③の事実とクレームがあり、ご迷惑をおかけしますと謝罪と報告を指示した。

そして、必要な対処の後の大事なもう一つ。ケアマネジャーに、大変やったんやろ。把握できなくてごめんね。もうこの方のところには行かせないから。一気にこわばった表情がゆるんだ。

一見先方のクレームに正当性があるから、真面目なケアマネジャーは、自分の至らなさだと、これまでも同様に怒鳴られて、謝罪してを繰り返していた。訪問はアウェイの密室である。さぞかし怖かっただろう。

クレームの内容より、むしろ管理のもれは、このことをケアマネジャーに抱え込ませてしまっていたことにある。

生活保護のワーカーは、撤収をあわてて引き止める。男性は相手を変えては同じことを繰り返しており、担当できるものがいない。ご苦労は承知しています。面談をしてきますから、とにかくちょっとだけ待ってほしいと。

困り果てた様子に、一旦、保留としたが、密室での安全が保障されない限り、私の撤収方針は変わらない。悪質クレーマーの利用者より、職員の健康と安全が大事。

拒否する認知症女性と訪問看護の格闘(1)

働く娘とふたり暮らしの八十代の認知症の女性。

一か月前から食事量が極端に減り、精神的にも不安定になり、足腰の力も弱るなど、顕著に悪化してきている。大病院の待合室では落ち着かず、外来中に響き渡る大声を出し続ける。誤嚥性肺炎の診断で一度入院もしてみたが、診察も検査も拒み、やっと入った点滴もすぐに抜いてしまう。24時間家族が付き添わなければならず、治療ができぬまま退院となった。状況は悪化するばかり。しかし、娘さんもケアマネジャーもどうしたらよいのか思いつかず途方に暮れていた。

ケアマネジャーが思いついたのが訪問看護。「藤田さん助けてー」の依頼にエリア外だったが、すぐに訪問を開始した。これは大病院の医師より往診のできる在宅主治医が必要と判断し、すぐに手配をした。採血の結果で低栄養、脱水、感染症の診断がつき、内服と点滴が処方された。

「ぎゃあー、やめろ、帰れ～！」。一回目の点滴は断念した。
ほとんど食事が食べられなくなって一か月以上。目を閉じてぐったりしているというのに、どこからこんな力のこもった大きな声が出るのだろう。さらに目を合わせて言葉をかけようとしてみるが、正面にくれば左、左にくれば下を向く。巧みだ。どうも女性に残されている底力と意志を感じる。

これほど拒むことをすることが善なのか躊躇があった。しかし、命がかかってるからこちらもそう簡単には引き下がれない。毎日、心の接近に挑戦する。薄皮がはがれるようにほんの、ほんの少しずつ女性の気持ちの間合いのようなものが、分かるようになってきた。そして、やっと短い時間なら女性に触れることが許されてきた。指示された点滴は５００㎖。抵抗の隙間のタイミングを狙って、針を刺す。よし血管確保。点滴の間、何度か腕を払おうとするが、私は彼女の手をそっと、ぎゅっと握って離さない。点滴が始まり、半分ほど入ると女性は気持ちよさそうにスヤスヤと眠りについた。眠りにつく幼子の背中を叩くようにトン、トン、トンと優しく触れていると、女性の力が抜けてゆき、握りしめた拳がゆっくり開いてゆく。そして一本の点滴が無事終了――。

どこかに彼女の安らかさを妨げているものはないか、眠っている女性の頭のてっぺんから口の中、足先までを見て触れる。腫れて赤くなった歯肉。歯の根元に歯垢がびっちり。足の爪が伸びて皮膚を巻き込んでいる。周りの皮膚がイタイイタイと言っている。整えたいことはたくさんあるが、彼女の受け入れられるペースを越えてはいけない。『欲張るな』、自分に声をかけた。女性が怖がらず受け入れられるケアはどれだろう。

声をかけて、そっと爪切りをあてる。黙って様子を感じている。足は動かさない。マイ爪切りセットを持ってきていなかったので、娘さんに差し出されたペンチ式の爪切りでパチン、パチンと爪切りを始めた。あかん、せっかく女性が受け入れてくれてるというのに、爪切りの切れがひどくワルイ。娘さん、これ切れへん。普通のでいいから切れるのある?

ああ、あります。よかったとほっとしたが、その爪切りはもっと切れなかった。娘さん〜どっちも切れへん。必死過ぎて、笑いがこみあげた。娘さんも笑い出し、一緒にわけの分からない大笑いをした。

しかし女性の受け入れてくれているチャンスを逃したくはない。ふたつの切れない爪切りを駆使した。伸びた爪は切れて、皮膚に突き刺さっていた爪のかけらが取れた。爪のまわりの赤みも消えてゆく。もうこの時点で汗だくだった。

ほっとひと息。娘さんとお喋り。

はっ……くる！と思ったら、やはり。
「いつまでおるんや、早く帰れ～！」。「はい、すみません、すみません。帰ります。点滴も爪切りもできて、ついくつろいでいました」。ダッシュで帰り支度を始めた。

様子を気にして訪問していたケアマネジャーと娘さんがそれをそばで眺めていて、無言で目を見合わせて涙ぐんでいる。「よかった、本当によかった」と。色々な意味で汗だくな私はとても涙の気持ちにはなれなかったが、おふたりのさぞかし苦しかったであろうここまでの道のりを想像していた。

さあ退室。お母さん、看護師さんにありがとうって言ってと半ば強引に促す。ああ、ダメだってば娘さん。「何でや～！」怒り出す。いやだからやめて下さいよー、毎日同じ展開やん。娘さんはちっとも私の言うことを聞いてない。「お母さんは反対ごとのいやごとしか言えないんです」と、なぜかうれしそうにしている。

女性に帰りの挨拶をした。「今日もありがとうございました。あ、あ、明日もまた来させていただきます」。背中を向けて無言。でも何となく、その気配がイヤやけど別にええよと言ってくれてる気がした。気のせいかもね。調子に乗らんとこ。

アルブミン二・九か。あわてず確実に一歩ずつの持ち直しを目指す。

拒否する認知症女性と訪問看護の格闘(2)

点滴を開始して二週間が経った。相変わらず悪戦苦闘の汗だく訪問が続いた。今日は何と、私の手から口に運んだ水分を飲んでもらえた。信頼や安心感の表れ。

娘さんが介助すると摂取量は数倍。何が私と違うのだろう。心理的なものだけとは思えない。娘さんの食事介助を見学させてもらった。

分かった、姿勢だ！

仮説を立てた。女性はまだ娘さん以外の他人に心を許していなくて、視線を合わせたくない。だからほとんどがうつむいた姿勢。それでは口の中のものが唾液とともに重力でこぼれる。そして、空腹感はあるけれど、何度も吸い込めずこぼれる体験が、自己嫌悪をもたらしているのではないか。女性もどうしようもなくなっているのでは。

気持ちをすぐには変えられない。環境を作って後頭部、背部を後方に傾斜させたい。どこにあるその場所……。おお、ベッドだ。女性にお願いしてみる。

「絶対いや～～！」

10分だけ×、ならば5分×、じゃあ4分。沈黙。4分で必ず車いすに戻します。

一番、飲み込みやすい姿勢を探した。45度ギャッジアップ少し右向き。声をかけると口が開く。ごっくんの嚥下音も大きく、こぼれない。娘さんが女性が好むという食材や栄養補助食品をあれこれ合計で300キロカロリー+ポカリスエット150㎖。口腔ケアはNO。

ならば。口の中、一度だけ汚れが取れたか見せて下さい。大きく口を開けてくれた。(よし)ごめんなさい。少しだけきれいにさせて下さいと言うと同時にダッシュで口腔ケア。素早く歯ブラシと洗浄&保湿剤のジェルをスポンジにつけて磨く。パンチが飛んできたが、こちらもおつき合いをしているうちによけるのが上達しているから空振り。口の中はピカピカでかつ潤った。心の中で何度もガッツポーズ。

「ありがとうございました。きっとこの調子なら元気になります。また来ます」

無言だけど、初めて目が合った。女性は元気になりたい、生きようと思っているのだと感じた。日ごとに感じる上向き前進。必ず、元気になるから待っててね。そう思いながら訪問を続けた。

そして三か月が経つ頃には女性は回復した。娘さんの不在の時間を埋めるために介護保険の点数を全てをヘルパーに使うことになった。ヘルパーにケアを引継ぎ、訪問看護は卒業した。

今度は悪化する前に呼んでねー。

最後の訪問。女性は帰る私の姿を扉が閉まるまで見つめていた。

元気になって本当によかった。でもちょっと寂しくなるな。

利用者の期待とできることとのズレ――24時間緊急時対応

もちろんお金をいただいてサービスを提供しているので、甘えるという認識ではないけれど、特に24時間緊急時対応による利用者の要求や期待と、私たちのできうることにずれを感じることが増えてきた。

深夜、夫のオムツなんて替えたくない、便が出たからすぐに訪問して。緊急時のお金払ってるんだから当然でしょ。

いびきがいつもより大きい。脳梗塞じゃないか。聞き取った周辺症状から緊急性はないと判断するのだが、もちろん１００％の診断や無事を保証できるわけではない。そんなこと分かってる。兄弟の仲が悪く、自分が何か見逃したとなると立場が悪いから、看護師さんが見て判断した事実が必要なんや。

一人は寂しい。
十分で来るのが緊急対応や、常識やろ。
昼間病院行くより安いし。

もちろん契約時に緊急時対応の範囲、タイミングによっては一時間以上の待ち時間があるため、その間の待ち方も説明し承諾をいただいている。定期訪問でどのような身体的、介護のアクシデントが想像されるかを予測し、整えておくという準備も心がけている。

夜間・早朝・休日の対応は「当番＋応援体制」としているが、昼間の勤務を終えての24時間対応で、翌日も8時間の通常業務がある。マンパワーには限りがある。仮にさらに体制を強化しても、利用する方が自分でできることはする。限られたマンパワーを理解し、支え合う気持ちを持っていただくことなしに緊急時24時間体制の継続は困難になる。

クレームが続くと、看護師マインドを脇に置いて、もう24時間対応なんてヤメテ、昼間のみの訪問看護ステーションにしたいよ～と後ろ向きな心境になったりもする。

ああしんど、ちょっと溜息……。

丸一日かかった調整

七十代、ひとり暮らし男性　生活保護。

認知症と精神症状があり、精神疾患の自立支援医療制度で、週三回の訪問看護を行っていた。長年のヘビースモーカーで、喘息、肺気腫、心不全の持病もあり、今年になって安定と悪化を繰り返す。前任の訪問看護ステーションは、緊急時の対応ができないとの理由で、当ステーションに交代の依頼があった。

初回訪問の際にすでに　ゼーゼー、ヒューヒュー。座っていても右に体が傾いて、すぐに眠ってしまう。意識障害もあった。あちこちに悪臭と膿を伴う褥瘡がある。ここ二週間、食事量も半分と不調である。精神よりまずは身体の調子を整える。悪化を避けるための対処を考えることが第一優先だと判断した。

ところが、である。訪問看護師は精神も身体も両方看るのであるが、制度はそうはいかない。精神疾患の自立支援医療は、あくまで精神疾患看護を主とした制度であり、主治医も精神科に限られる。内科の主治医にも通院受診していたが、自立支援医療との併用で、内科の主治医からの指示で緊急時の対応ができない仕組みとなっている。

身体に対応するには、介護保険での訪問看護にシフトするしかない。介護保険は要介護四。すでにヘルパーでめいっぱいで、訪問看護が入れる点数は一回分も残されていない。

さあ、どうするか。いい方法がないかと思案していたところに事務スタッフが言う。「藤田さん、この方のサービス手厚すぎるのでは？　本当はもっと自分でできるんじゃないでしょうか」。んっ……それ聞き覚えのあるフレーズ。初回訪問の時に長年、担当しているヘルパーが、全身・生活全般に渡るまでの豊富で良質な情報を私に提供してくれた。その時、ふと「でも手を出し過ぎて、できることまでできなくしてしまったとも思うんです」とつぶやいていたことを思い出した。

ケアマネジャーとヘルパーは同事業所で、長年苦労しての現在の支援体制ができていて、私たちが支えてきたんですという自負もあった。入ったばかりの私たちが、今だけを見て水をさすようなことはしたくない。

今年になって救急搬送された際、絶対入院したくない男性は、大声、大暴れで入院治療は不可能との理由で帰宅している。数日悩んだけれど、男性の意向・状況も踏まえ、体調不良への予防と対処が一番大きなニーズだと考えると、精神科の自立支援医療での訪問看護から介護保険の訪問看護に切りかえ、定期的な訪問でヘルパーの協力をいただきながら予防をし、悪化時は特別指示書で迅速・集中的に対応する方法しかないという結論になった。

さて、調整。精神科の主治医は、これまで何でも精神科の問題のように言われ解決を求められてきたが、それは無理だ。体調の悪さが、精神面の問題を作り出している。確かに薬剤もシンプルで専門医でなくても調整できる内服のみである。しかも、ずっとヘルパーが薬を取りに来ているだけで、状態も分からず、意見を求められても困る。とにかく内科の先生を中心にして身体面の対応をするべきではないですか、とのご意見。もっともである。

内科の主治医は、これまでずっとヘルパーが不調を感じたら受診に連れてくるのだが、ごった返す外来で大声を出し、とても順番を待ってはいられない。別室に案内し、看護師ひとりがつきっきり。治療を継続したくても相談できる人も、お願いできる人もなく、とりあえずのできることどまりになっていて、悩んでいたところなんです。ああ、よかったと言い、これまでの病状経過や将来予測、どのような症状でどのような対応をすれば、悪化が防げるかなど相談できた。

最初は精神科の問題が大きいと言っていたが、藤田さんの話しを聞いていて、大声を出したりの困る態度を取らせないために、僕も含めて皆が特別扱いをしてきたから、症状を助長させたのかも知れない。なるほどな、ちょっと考えてみるわ。

ケアマネジャーに医師の意見も集約し、ここまでの看護師としての見解とプランへの反映を提案した。困り顔のケアマネジャーに、思案の末のケアプランだと思います。しかし、今一度見直しをお願いするしか、今のニーズに対応する方法がないのです。ぜひよろしくお願いします。

ここまででもまあまあ大変だったが、最強が待っていた。

生活保護の担当者。「生活保護の方は自立支援（精神）が優先です」。話しも始まっていないのにすでに不機嫌である。生活保護と自立支援の両方が適応の場合には、自立支援が優先という意味なのであるが、現状と制度の組み合わせが、どうやら分かっていない。

自立支援医療（精神）の制度は、あくまで精神疾患の看護に適応されるもので、この方は、現在は精神ではなく身体の問題が最優先される状況です。長年診察をされている、精神科、内科の医師の両方もそのようにおっしゃっています。なので、介護保険に移行し、悪化時は特別指示書で対応する方法に変更するしかないということをご相談したいと思います。

担当者のここからの説明はもうむちゃくちゃである。「医師の指示があっても緊急時に訪問に行ってよいとは許可できません」。何とか温厚解決を目指したが、だめだ力尽きた、キレた。あの、このようなケースのご経験や知識は、お持ちでしょうか。「いいえ！」。では、確認させて下さい。「分かるものと相談してあらためてお返事します」ではなく、緊急時で医師の指示があっても訪問の許可はできないというお返事に間違いありませんか。「はい、その通りです！」。そうですか、私の知識が間違っているかも知れませんので、もう一度、勉強してご連絡させていただきます。という言葉の途中で、ガッチャンと先に受話器を置かれた。

大きく、一息ついて本庁の生活保護担当者に状況と私の見解、担当ワーカーのお返事を伝えた。「ああ……」とため息まじりの小さな声が聞こえた。全く藤田さんの見解の通りです。担当者が知識も解釈も違っています。上司を通じて、担当者に説明をしておきます。ということで、やっと、や〜〜〜っと整った。

一日仕事になった。これからこのようなケースが増えると思うと少々気が重い。そう言いながら、やるんだけどね。

訪問看護料金への不満から(1)

訪問看護は一回の訪問の基本料金に加え、利用者の状態や実施した内容で様々な加算が設定されている。定期訪問以外に、24時間体制で、体調不調時に相談したり、緊急訪問をすると追加料金がかかる。もちろん独自の料金設定ではなく、国で決まっている公定料金。

新規の利用者の契約時。「料金の仕組みに納得がいかん！」「おたくの利用者として申し込みしたら、不調時の相談も対応もあたりまえにするもんちゃうんか。病院で看護師呼んだって追加料金かからへんやろ！　払わんで」

アウェイで密室での怒声は、こちらもヘトヘトになる。一時間以上もやりとりは続く。徐々に見えてきた。理解できないというより、規定の料金を払わずに思い通りの対応を強制させるというような意図しかないクレーマー。そうですか、ご理解いただけないようで残念です。うちでは担当できかねます。

「な、何を〜〜！　信じられへん態度や」「お前はプロとして看板上げとんやろが、文句も言わんような、好きな患者だけ受け入れる会社か。甘いんちゃいますかっ。この逆境を越えて、前向きにやってこそプロちゅうもんちゃうんか」

すでに戦意は喪失。頭がぼんやりしてきて相槌返しながらずっと言われっぱなし。

プロだからお受けできません。それと先ほど、信頼関係が大事だとおっしゃいましたよね。私も同感です。大きな怒声でしかお話しにならない。決まっている料金をお支払いいただけない。私もそのような状況で信頼関係を持つことはできませんと、やっとのこと切り返した。相手の声のトーンが変わり、「考え直してみます」。この段階で正直、私としてはもうお断りしたいと考えていたが、明日もう一度だけ話しをすることになった。

一見料金のことでのもめごとのようで、ご家族のシビアな状況を受け入れることができず、その矛先になっているだけ。大切な人の命の終わりはつらい。けれど、その命の終わりを変えることも、矛先になって攻撃性を受けとめることもできない。

気が重いなあ。ここだけの話、仮に料金を納得しても、訪問に行きたくない。明確な断る理由をどう見つけるかばかり考えている。甘いんかなー。しんど。

訪問看護料金への不満から(2)

「納得がいかん払わんぞ！」の大声、怒声での初回訪問。担当看護師だけでは対応できず、所長である私が訪問することにした。

自宅に到着するまで気が重く、心の中でいややな、ああいややな……なんてつぶやいていた。扉を開けた時の空気感が「あっ、和解」、そんな結末がどこからか聞こえた。

まずは料金の説明が十分にできず、ご不快を与えてしまい申し訳ありませんでした、と謝罪。そして、予習を重ねて、難しい保険制度を、この方たちの知りたいこと、理解に合わせてかみ砕き料金説明をした。一つずつに対して疑問があり、質問をいただいてはお答えした。「なるほど、そういう意味だったのか。十分わかりました」と、分かった方も伝えることのできた私も、何かほっとした瞬間だった。

基本料金を払ったら、入院患者と同じように困った時にはいつでも対応するのが看護師の情だし仕事ではないのか、ということについても、病院とは違う料金の仕組みを理解していただいたことで有料の意味が腑に落ちた。

また、うちはこんなに苦労しているのにという方もおられ、私たちも胸を痛めることがありますが、それでも公定価格をおまけしたり、安くすることは違法になり、できません。

そして今度はこちらのお願いを率直にお伝えすることにした。大声で怒鳴りつけるのはやめていただきたいです。なぜなら怖さを感じますし、傷つきます。昨日、一時間近くもその声を聞き続けて、私も担当看護師もすっかり自信をなくしています。これから先、娘様のとても重要なこの時期に、ご期待に沿えるような支援ができないのではないかとまで考えてしまいました。

もちろん料金説明の不足を棚に上げるつもりはありません。ただこれから先も、料金形態はたびたび変わり、私たちも納得のできないような複雑さを増していくことが考えられます。そのことは、私たちにもどうしようもないんです。そのたびに今回のようにトラブルになるのは残念です。

また料金のこと以外にも小さな言葉や気持ちのすれ違いもあると思います。そんな時はぜひ普通の声で教えていただきたいのです。

「お父さん、いっつもすぐ怒るやん、あれやめた方がいいよ。声も大きいし。私たちは慣れてるけど、初対面の人は確かにびっくりすると思う」。患者さんである娘さんが病床からお父さんに言い、奥様も「そうやで、お父さん短気やもん」

お父さんは、「わし、そんな言い方きつかったんか。それで誰かを傷つけたりしてたなんて、まったく思いもしなかった。すまなかった……」としょんぼり背中を丸める。今後は気をつけます。私たち家族も気をつけるようにします。

「看護師さん、私からもお願いしていいですか」と娘さん。「もちろん、どうぞ」

父は難聴で耳が遠いんです。だから家族全員が大きい声で会話するのが日常になっています。決して、悪気があるのではないので事情を知っていてほしいです。

「それと、私と父は何でもきっちり理解して、自分たちで考えて決めてゆきたいと思っています。なので、分からないことは質問が多くなったり、理解できない自分にいらだって、矢継ぎ早な質問になったり、口調がきつくなることがあるかも知れません。それも看護師さんを責めているわけではないんです」

「分かりました。ではその時々に、こちらからも、もう少しゆっくり話していただけますか、今考えているので少しお返事を待っていただけますかと、伝えるようにしますね。またきっちり分かるということについても、きっちりに込められる内容は、おうちごとに違って」と例示した。「ええ〜〜。そんなきっちりもあるんだ」と笑いが起きた。「そうなんです。まとめて表現する言葉は同じでも、その中身は、人それぞれなんです。ですので、ぜひ○○さんのきっちり知りたいことを、そのつど教えて下さいね」。「なるほど、そうします」

「それと、プロの看護師やろ？ということについてですが、単に要求に応じることがプロの看護師ではないと思っています。私は○○さんのところでの看護については、こうやってこうしてほしいということをいつも話していただいて教えていただく、私たちもご意見を申し上げ、双方が本音で話し合って、ピッタリに感じる看護を育んでゆくことがプロの仕事なのではないかと思うのです」

ご両親も娘さんも大きくうなずいて、「本当、そうですね。どうぞそのような看護をお願いしたい」という言葉が返ってきた。

ここまでの話し合いを要約し、双方のルールを約束し、訪問を継続させていただくことになった。

さあ、ここからは看護師としての仕事。気になっていたことがあった。

「今、こんな風にお話しできるのに、最初、冷静にお話しできなかったのは何か重ねた事情があるような気がしますが、いかがですか」。おふたりにとって優しく頼りになる大事な一人娘。突然の全身の筋肉の痛みを伴う、病名も治療法も分からぬ病気を発症し、症状に耐えながらの十年。ありとあらゆる大病院を受診し、診断と治療を求めたが残念ながらどちらも得ることはできなかった。歩けなくなり寝たきり生活にもなった。退職を余儀なくされ、せめて生活が成り立つようにと障害年金の手続きや障害認定をと動くのだが、病名が明確でないため、それもかなわなかった。老親は今だけでなく将来を思い、厚労省まで掛け合いに行ったがどうしようもできないという返事のみであった。自分も病気がちになってきたことで、どうしようもできない状況への怒りや不満、不安が拍車をかけていた。

そんなことと私たちの料金形態や不足のある説明に、理不尽への思いが重なっての激怒だった。いつか原因の究明と診断名がつき治療法が開発されること。生活ができるよう補助の制度ができることを私も願う。こんなケースがきっと日本国中に散在しているのだろうと思った。

加えて、別の不治の病も併発していた。娘さんが、「私は両親に迷惑をかけながら生きているんです」とつぶやいた。「看護師さん、質問してもいいですか。あのさきほどの料金の時に説明された、ターミナルケア、その金額についてなんですけど……」。両親がすぐに止めに入り、「何言ってんねん、お前はずっと大丈夫だし、生き続けるんだからそんなこと聞かなくてもいいねん」。母は顔を両手で覆い、父の目にも涙が浮かんでいる。

私はどうするか一瞬躊躇した。けれど娘さんの目が私にしっかりと向けられて、聞かせて下さいという心境が伝わってきた。「ではお答えさせていただきますね。医学的にターミナルケアというのは残された命の長さが六か月と予測され、その時間をどのように生きたいかということに重点を置いたケアのことです」。さらにいくつかの質問が続いた。「そういう考え方があるんですね、料金はそのような意味なんですね。よく分かる説明をありがとう」

そのあと、少し何かを考えている様子だったが、今娘さんが何を思い、どうしたいと思っているのかはご両親の前では聞けなかったし、今この場でそのことを聞くべきでないと思った。

父の手元には何社分も訪問看護ステーションのパンフレットや資料があった。色々な人に評判を聞き、検討を重ねて私たちとの出会いがあったことを知った。

私は厳しい状況で毎日をやっと過ごし、私たちを選んでいただけたことについての重みを感じた。自分はちょっと緩んでいたのかも知れない、一つずつ大事にとか言いながら、どこかでこなし仕事になっていたのかも知れないと感じた。もう一度、わが姿勢や意識を立て直したいと思った。

気のせいかも知れないが、何か気持ちが重なり合って、まだ明確ではないけれど目標に向かって一つになれたような感覚があった。「出だしがつまずいてしまって、残念でしたが、立て直させていただきますので、これから先、どうぞよろしくお願いします」と深くお辞儀をした。「これからも来ていただけるということですか」。「もちろんです」。「よかったね、よかったね」と三人で喜んだ。いやだなーと思う気持ちは払拭され、申し訳なかったなと反省した。

さあ、ここからやっと看護がスタートする。

複雑すぎる訪問看護の組み合わせ

アー、また計算間違いをやってしまった。一般の方に説明しても理解できるはずもない訪問看護の請求項目のバリエーション。改定のたびに変更されて、所長の私でももう覚えきれないほど。

今回気づいた計算間違いは、脊髄小脳変性症の高齢者。施設、といっても介護保険制度上、様々な分類がある。男性は老健の介護保険での短期入所の利用。自宅での暮らしを行き来している。男性の病名だと訪問看護の費用は介護保険でなく、医療保険になる。かつ特定疾患（指定難病）受給者証を持っているので、その組み合わせになる。

病院からの退院日に訪問看護に行ける。不調での緊急訪問は、施設から帰った日も大丈夫と思い込んでいた。なので調子が悪いと連絡があり、何度か訪問したことがある。

今さらながら調べてみると、この老健という種類の施設の退所日に、医療保険での訪問看護はできないことが判明。実態に合わない保険請求上の決まりだから、筋が通ってなくてなおさら覚えられない。

勘違いをよい機会と、請求に関する専門書を隅から隅まで読んでみたが、明記されてない内容も多い。ならば担当部署に問い合わせとなるが、一人の人がいくつかの保険制度をまたがっている場合、それぞれ担当部署が違うから、問い合わせ先に行き着くのも無駄に時間がかかる。担当部署も他法との組み合わせは把握していないことが多く、こちらで組み合わせて解釈するしかない。

昔はシンプルで、保険上の決まりの理由で理解することができた。しかし、今は複雑に絡み合い、こうだからという意味での理解より、決まりだからというものがあまりに増えた。

複雑さが現場を混乱させ、動きにくくする。不調、急変の連絡があったけれど訪問できたかと、すぐに訪問したい足手まといになる。理解が難しい組み合わせが多すぎて、利用者とのトラブル要因になる。分かる説明が不可能なのだよーと泣きそうになりながら、変な汗かきながら気の遠くなる説明をがんばる。

しかも最近は、内容によってはひとつずつ同意書が必要である。玄人でも分からんような料金の仕組みに同意書。利用者の不信感が生まれないはずがない。

一体、誰が全容を把握しているのだろう。

在宅ケアプランの残念

二〇〇〇年に介護保険制度が創設され、介護支援専門員（ケアマネジャー）という新しい職種が誕生し十八年が経とうとしている。私が訪問看護師になった二年後である。

そもそも訪問看護師は医療と生活、両方の視点で捉え、利用者の暮らしを支えてきたこともあり、さらに新たな視点を持ちたいと思い、私は一期生のケアマネジャーの資格を取得した。しかし業務の質量増加とともに兼務が難しくなり、その後、資格を喪失したままである。五年間実務についていたので、少しばかり看護師資格をもったケアマネジャーの立場にもなれる。

制度が始まった当初のケアマネジャーは、看護師を含む医療職の割合が多かったが、現在では元ヘルパーであった介護職が八割を占めている。医療目線に偏りがちな生活上のニーズを介護の視点から捉えることができ、それぞれの立場からの意見交換により、利用者や家族の意思や専門家から見た支援ニーズを組みあわせたケアプランの完成度は高くなったと感じていた。バラバラで単独行動していた職種が、ケアマネジャーを軸にチームになることで長期にわたる課題を解決することにつながった。

しかし、いつからだろう弊害も増えてきた。適切なタイミング、適切なニーズを見出して利用者と話し合い、訪問看護を提案してくれるケアマネジャーもいる。しかし、利用者の生活ニーズの課題分析とどのようなサービスを導入するかをケアマネジャーが担うことの弊害も増えてきた。

生活上の何ができなくなっているかについては、ケアマネジャーが見出すことが得意である。十人十色のケアプランがあるので、一概に言えないが、できないことに対して、ヘルパーでの家事援助、身体介護、自宅にこもる生活をしないように通所サービス。介護を担う家族の負担軽減のためのショートステイ。足腰が弱らぬように訪問でのリハビリが主流になっているケースが多い。

ここ数年、ケアマネジャーのよく耳にする決まり文句は「私は医療のこと分かりません」である。これも昔は分からないから教えて下さい。意見下さいねと続いた。それはお互いさまであたりまえのことだった。しかし最近の「私は医療のことは分かりません！」という言葉は、ビックリマークがついていて、その続きがない。医療が分からない、だからできない。何ができないの？　あなたにとって医療が分かるということは何なのでしょう？　自社も含めて何人ものケアマネジャーに問いかけてきた。答えは具体的ではない。だからいつまで経っても分からないままである。ならば、介護職のケアマネジャーに何を分かってもらえばいいのか。八年くらい自社のヘルパーに看護師との話し合いに一緒に参加し続けてみてもらう試行を続けた。

結果、利用者の今と、将来を見据えて疾患や治療の視点で捉えるということは困難だった。私はそれから、何がケアマネジャーに必要とされる医療の知識なのか、それがケアプランにどう反映するかを考えていたが、やめた。思い直し、ケアマネジャーは大づかみに、これは生活障害の背景に医療の問題が絡み合っているかを判断ができ、つなげていただければ私たちは何ができるかを見出し利用者やケアマネジャーにお伝えすることができる。大づかみがポイントで、細かく先に見出してからケアプランを作成するのは現実的ではない。看護師をはじめとする、関係する医療職からの意見を聞く、時には分かるまで教えてもらって、理解をしてケアプランを検討すればよいと私は考えている。

基本的に、私たちはケアマネジャーと対立することは避けている。パートナー関係をこちらから築けるように大事にしてゆきましょうというのが方針である。

しかし、あまりに続く残念な出来事に、これはもはや現場だけの問題でなく、制度設計のミスだったのではないかと思うようになった。

①最近足腰弱ってきている。急がないので来月から訪問お願いします。いただいたサービス提供表にも、足腰が弱ってきたエピソードと疾患名が書かれていた。急を要する内容はケアマネジャーへの聞き取りでも文書からも見あたらず、疑うこともなく悠長にかまえてい

た。翌月、理学療法士と看護師が一緒に訪問した。予備能力をはかるために理学療法士が体を起こすと血圧が低下し、一瞬意識レベルが低下した。家族から疾患や生活状況の変化を入念に聞いてエンドステージであることを察した。リハビリどころではない、終末期のケアニーズに沿ったケアプランに変更する必要がある。立て直し、最終的に在宅で看取りの準備が整い、数日後、お亡くなりになった。

②同じように、急がないかつ月1回の健康管理の訪問看護でかまいません、と依頼があり、初回訪問をした時もうすでに重篤で救急搬送しかない。心不全の増悪による浮腫が全身に及んでいる。酸素飽和度の低下、ゼーゼーを伴う呼吸と息苦しさ。歩けないから畳に敷いた布団に失禁によるいくつものシミ。ケアマネジャーを責めないように質問した。「一体いつからこのような症状ですか」。週3回は行っていたヘルパーと見合わせて一か月前くらいからかな。変だなとは思わなかったんですよね。ずっとこんなもんだと思ってた。皆が主治医だと思っているのは、専門しか診ないと言っている整形外科の医師。しかも往診もしていない。薬も複数の医療機関から出ているが、もはや今の状態に必要な薬は、処方された時期とは違う。えーそうなんですか。のんきでうらやましい。それぞれの医師に連絡を取り、在宅主治医を決めて訪問診療につないだ。一日がかりだった。それじゃ、月1回では訪問看護足りませんよねー。だと思いますよ。

③初回訪問で「うそ、何で、これ無理ですよ。命が危ない」。救急搬送したことも4～5回にはなった。

④体調不良、もしくは不良の前兆があり、悪化にならないための臨時や緊急訪問、「私は医療が分かりませんから許可できません」。分からないから今、一時間かけて説明させていただいた。「いや、医療は分かりません」。半日かかったこともある。

⑤心不全での入退院を繰り返すから、病院側からもう少し在宅側でも服薬管理など努力して下さい。訪問看護の導入を指示されしぶしぶ。持ち単位一杯ケアマネジャーと同一事業所の至れり尽くせりのヘルパー。あっという間にできないことが増え、ダメ男が作られてゆくありさまに唖然とした。利用者に「私愛人やもんねー」。認知症独居の利用者の方がまるで操作されているようで寒気がした。コ、コワイ。

こんな出来事が目立つようになってきた。ここまで悪くなる前につないでもらえたら入院は避けられた。家での暮らしは続けられた。利用者たちの不利益を考えた時、本当に残念だった。次第に《訪問看護師対ケアマネジャー》の問題ではなく、制度設計こそが根本要因だと考えるようになった。

ケアマネジャー自身が実務に役立つ医療の知識の何をどこまでどうやって身につけるかは今すぐに思いつかない。ひとつずつご一緒するケースで医療の知識や看護師の考察、看護計画を分かりやすい言葉で伝えてゆく努力を重ねるしかない。

あとは、病院を退院する時に病棟の看護師に継続看護のニーズを発見してもらって提案をしてもらうことも考えた。制度上、退院に関してはケアマネジャーが窓口である。病院ではもはやケアマネジャーと訪問看護の役割の区別がつかない。訪問看護を勧めても患者が必要性を認識できず、高いからいらないと言われてしまうというような声が寄せられた。これは私たちがもっと広く、訪問看護師は何ができるかを伝えてゆく努力が必要ということである。多職種連携の前に、培ってきた看看連携の文化を全て失くしてしまわないように。

待っていてはいけない。

何ができるかを考える。

高齢者の救急対応の苦戦

訪問看護師は家という高齢者の生の暮らしの場所に出向いて、医療処置やケアを行う。暮らしの場で見る高齢者の状況に、疾病構造の変化、在院日数の短縮化、少子高齢化、地域コミュニティ・家族関係の希薄化、失われつつある人々の寛容さなどを肌で感じ、知ることができる。

最近の新規依頼の多くは、重症で難易度の高い意思決定や調整。一体私は何屋さん?と思うような社会的な多重問題を抱える家庭や個人への介入。誰も担い手のない制度の狭間の暮らしや仕事。保険者と利用者の自己負担から支払いを受けられる訪問の時間以外に費やす時間が一気に増えてきた。

中でも顕著なのが、訪問看護師による24時間緊急時連絡・訪問対応の内容と構成比率の変化である。

高齢者の一人暮らしや夫婦のみ世帯の利用者の増加に影響され、転倒したけど起こせない、排泄を失敗したけどひとりでオムツや寝具を交換できない、電球が切れて真っ暗、薬をどこにやったか忘れた、などなど。体調の緊急というより、ケア救急のコールが30％にまで増えてきている。一昔前なら、同居家族や近隣のお知り合いで担えていた部分である。

もちろん契約時に訪問看護の行う緊急時対応の内容は説明はしているが、高齢者にとっては体調だけでなく、ケアに関することも緊急であり、区別は難しい。昼間の看護で体調を整え、予測できる悪化には一手を準備しておくことを利用者と確認することで、多くが無事の夜を過ごせてきた。ここ数年でコントロールが一層難しくなってきたと感じている。

先日シンポジストでご一緒した救急隊員の方も同じようなことをつぶやいていた。救急隊員は通報があれば、必ず訪問することになっている。病院への搬送が明らかに必要のない福祉緊急への対応が年々増加し、通報から到着までの時間が二分も延長していると聞いた。中には缶ジュースのふたが開かない、クーラーのリモコンが見あたらない、寒くて仕方ないからリモコンを探して、というものもあるそうだ。定期巡回随時対応型訪問看護介護の利用者以外は、高齢者の24時間対応は医療のみでしかつながっていない。ケア救急対応のためにヘルパーの24時間体制が必要だと感じる。

利用者側にも考えてほしい。日頃、自己管理をしないでおいて、ええねん、何かあったら救急車で病院行くからという考えも少なくない。訪問看護師が深夜に電話をいただき、その内容でしたら緊急性がないのでと、当番看護師が電話で一晩やり過ごす方法を説明しようとしても、難聴で聞こえなかったり、理解できないことも少なくない。とにかく訪問して対応して下さいと要求を伝えられるのみで、中には「なんや、お金はろてるのに来てくれへんのかいな！」とトラブルになることもある。

訪問看護師は、昼間仕事をし、さらに夕方から早朝まで、当番看護師が自宅に携帯電話を持ち帰り対応する。翌日はまた朝からの通常の勤務をするため、高齢者からのコールに区別なく対応するには、看護師の精神力、体力には限界がある。このままでは持ちこたえられないと思うことがたびたびある。暮らしのケア救急の必要性ももちろん理解はできる。しかし、貴重な訪問看護師の24時間体制が継続できるためにも、救急隊員が迅速に救命処置をし病院に搬送するためにも、救急病院が緊急性のある治療に専念できるためにも、高齢者自身の日ごろからの予防への意識や資源の無駄遣いをしない意識が不可欠なのである。

多分ボツ。某新聞社の取材「本当に家で死ねますか」

某新聞社の取材依頼。タイトルは「本当に家で死ねますか」。

在宅医療については、これまで医師のみしか取材してこなかった。今回は病院医師に取材依頼をしたら、在宅といえば訪問看護師でしょうと、私をご推薦いただいた。記者の方は、何で看護師なんだろうと思ったらしい。事前に質問項目を知らせてもらったのだが、一問一答のような形では答えられそうにありませんと予告した。いや、答えられなくもないが、読者に良すぎるもしくは悪すぎる誤解を与えかねないと思った。

一部公開。最近、自宅でお亡くなりになった有名人のおふたりについてどう思いますか。どうって言われても、私はその最期の時間をどう生きたかを知らない。むしろ私はお聞きしたい。最期の時間をどう過ごしたくて家を選ばれたのか。家で死ぬんじゃない。生きたかの選択なんです。「はあ……」。どうやら意味は伝わらず、求める答えになってない。

「一般人でも本当に家で死ねますか」

一言で返事をするなら、はい望めば誰でも死ねます。誰でもですか。はい。できなくする理由を挙げた。八十を過ぎた高齢者と若い人でも違います。死にたくない。長く生きたい。治るための治療を最後まであきらめられない方は病院の方が向いている。在宅医療は治ることより症状を和らげて過ごしやすくする医療が中心なんです。そんな折り合いがついた方が家で生き、死ぬ選択ができるのだと思います。

「家で死ぬ人は増えているんですか」

正確なデータがないんですけど、微増の感触です。

「いくらかかりますか」

んー。どんな、どれくらいの手厚さを求めるかで違います。一人暮らしで24時間、ずっと隙間なく誰かにそばにいて欲しい場合が最高額で、生活費、医療と介護の保険制度によるサービスと住み込みの家政婦さんと合わせてざっくり一か月百万円かな。あとは保険の自己負担割合などパターン別で説明した。保険制度が複雑すぎて説明が難しい。一概にいくらとは言えないんですね。

「家族の負担が大きいんですよね」

そうですね。暮らしの中に自然にあった人の死が、病院で医療処置を受けながら最期を過ごし、死ぬことが当たり前になって五十年以上になる。家族は死にゆく過程を、見たことも接したこともないから、怖くて仕方ない。それが一番の精神的負担になる。身体介護の負担にしても、サービスがあるからと全ての方が、ふんだんに使えば楽になるというものでもなく、人の出入りで暮らしを邪魔せず、支えるちょうどは家庭ごとに違うからなー。あとは期間も関係することがあります。いつまで続くか分からぬ長期療養や介護の場合は体力的にも、生死の緊張感がある場合は精神的な負担を大きくします。

ただ、本人が家で最期まで過ごしたい理由があり、家族がそれをかなえたいと思う場合、負担だけでなく、家族自身の自己実現にもなる。

「どういう意味……、え、家族の自己実現ですか」。はい、そうです。大切な人の最後の願いをかなえたいという気持ちです。大切な人だから、入院させてたくさんの医療を受けさせたいとも思うし、願い通りにしてやりたいとも思うのです。

家で最期まで過ごしたい。あなたにとって家で過ごしたい理由は何ですかを問うてきました。大きく分けて四つありました。「ありのままの自分でいられる自由」「そこにいる誰かと一緒にいたい」「家そのものに歴史的な思い入れとなじみがある」「病院で過ごすことがつらい」です。

「カリスマ医師がいなくては、幸せに家で死ぬことはできないんじゃないんですか」
んー、カリスマ医師より、慣れ親しんだかかりつけ医がその人にとっての一番のカリスマじゃないのかな。絶対医師でないとできないことは全体の二割かな。もちろんそれはとても大事です。でも宣伝じゃないけど、家で最期まで過ごす時、医師より訪問看護師や介護職の接する時間が多いし、充実を左右するんですよねー。

記者さんのノートは何ページにもなり、頭を抱えていた。想像していたのと違う、とつぶやく。質問内容が短絡的でしたね。いや、それが一般的な認識だとしたら、私たちの啓蒙不足ですね。がんばります。

てな感じで、記者の方の恐らくでき上っていたシナリオを崩してしまい、狙った記事にもなりそうになくボツの予感。

開設から十三年間の歩み

私は自己中で、他人に頼むより自分がやりたい。管理職の資質に欠けることも、やりたくないことも十分分かっていたが、当時、ぼんやりと描いていた訪問看護、実践している訪問看護ステーションを見つけられず、自分で築くしかないと決心にまで至らない揺らぎ決心(?・)をして、法人から所長の辞令を受け取った。

十三年前の開設時。法人内の他施設に場所を借り、四畳半のスペースに常勤二名、非常勤一名。中古のいただきものの机とイス。書庫はダンボール。固定電話なしの携帯電話一つを使い回した。レセプトは手計算、手書きからスタート。

先輩、大手競合地区で利用者の依頼はなく、営業回りの帰り道は背中を丸めて帰社する日も多かった。病院勤務時代は病院のネームバリューや医師の腕が売りで患者が集まり、私は集まった患者への看護をがんばればよかった立場を思い知った。

初年度三百万円の赤字を出した。法人の赤字を出せば即閉鎖の方針を、もう一年間だけチャンスを下さいとお願いした。何があれば、どうすれば最初の使ってみようになるのか。考えに考え抜いた。そして全て行動した。異業種のイケてる営業マンを観察しては技を盗んだ。介護保険制度の馴染んだ時期で、やたらと利用者満足が強調される中、目先の満足だけでなく、将来も見据えての質へのこだわりとの両立だけは捨てられなかった。

おおやっときた、一人目の依頼。ケアマネジャーの懇親会や誰も引き受けなかった在宅医療の講演で出会ったケアマネジャーからの依頼だった。まだ「訪問看護とは」ということが明確にはできていなかったが、とにかくいただいた依頼は大事にし、そしてまた使いたいと思ってもらえるようにがんばろうとかけ声をかけた。

そして、次第に病院の地域連携室、ケアマネジャーの方にも看護の実践を評価され、右肩上がりで利用者は増えた。利用者増に伴い、看護師も採用をした。ただの必死から、次の山は看護師の育成だった。看護師は様々な病院勤務経験を経てのセカンドキャリア。

最期まで家で暮らし続けたい利用者も多く、その実現を支えるのが訪問看護師の役割だと考えるようになっていた。

当時、地域に在宅医療をする診療所は乏しく、まして最期まで家でとなるとわずかであった。診療所を回り、一人ひとりの医師の価値観や在宅医療への考えを聞いて回った。何があれば、家で医療を受け、最期までを可能にするのか。訪問看護師が医師だのみでなく、医師でなくてよいことは自立して判断し行動できるようになることであった。訪問看護師は、もともと病院勤務のトップダウンの指示やパターン化した診療の補助やケアの経験が多いので、それに慣れた看護師には挑戦に抵抗も多く、心理的なサポートや知識や技術を教えることに相当な苦労をした。私も今初めて経験しながら教えるというありさまだった。定番のセリフは、「私が看護をどうするかを考えるんですか?」であった。

指示されたこと、決まったことだけをする看護を変えたくない看護師は退職した。私は間違っているのかもと何度も迷路に入り、挫折も繰り返した。

診療所の医師がひとり、またひとりと、北須磨の看護師のサポートがあるなら訪問診療をやってみようかと依頼をいただいた時に、どれほどうれしかったか。さらにひとりを無事に願い通り最期まで家にいたいという願いをかなえ終えた時に、ご一緒した医師から、これなら外来診療もしながら在宅医療もできるという心境を話してもらえた時は、それまでの色々な思いが込み上げた。単なる利用者増の喜びではなく、信念を捨てずに行ってきた看護や最期まで診てくれる医師が増えることができれば、その最後の願いをかなえることができることの喜びだった。

看護も経営も、山は越せばまた山。競合事業所が閉鎖や人員不足で依頼を断ることが続き、その流れで一気に利用者が増え、看護師、療法士も増員したため、規模が急速に大きくなった。昨年くらいからか、私の力量やマネジメントが先手ではなく追いかける流れになっていた。どこかで立ち止まらなくてはと思いながら、目先のやりくりに追われて時期を逃してきた。今年は一名の予定退職と療養による急な退職の一名があった。事前の補充が間に合わなかった。ここ数年、入れ替わりの早いサイクルで空き枠が出ては埋まるというサイクルだったが、その時期は、動かぬ長期療養の中重度の慢性疾患の利用者で埋まり、どの職員も隙間のない訪問の状況に変わっていることに気づいた。さらに夏の暑さで体調を崩す高齢者の急変対応も加わった。これ以上のオーバーワークを続けさせてはだめだ。

これまでは断らない、すぐに動く訪問看護ステーションを売りにしてきたが、新規依頼をすべてストップした。他の事業所での対応が可能な利用者は近隣のステーションに担当の変更をお願いした。今まで大切にし、だから支持されてきた路線を変えることには不安もあり、断腸の思いでもあった。しかし、職員の健康を最優先せずして未来はないと決心した。

それでも、条件つきでもよい、空きを待つから、どうしてもうちで受けてほしいという依頼があった。本当にありがたい。こんな時だからこそ、スタッフをサポートするために管理に専念すべきだと頭で分かっていても、自ら担当になり受けた訪問もある。事務員はここまでの安定した依頼がいただけるようになるまでの苦労も喜びも共有してきているから、新規は全てお断りと指示していても、所長ー。○○先生から、○○病院の看護師さんから、あのケアマネジャーさんから、事情は知っているがどうしてもとの依頼なんです。お断りしていいんでしょうかと目に涙。それは見事に私も断りたくない依頼だった。

長かったピンチは、一時的なダウンサイジングで徐々に乗り越えつつある。しかし、この間看護師たちには随分無理をかけた。このピンチの経験は、次への経営への大きな手がかりとなる。まだ今は見つからず苦しい日々が続く。

地域の高齢者の幸せ。働く看護師の幸せ。どちらも大事にする経営手腕を絶対に見出してやるーーー。

第4章

訪問看護は素晴らしい

スタッフの交代訪問であらためて思うこと

スタッフのひとりが休みを十分に取れておらず、私に任せてゆっくり休んでねと、おふたりの方の訪問を交代した。このところ現場に出ることが少なくなっているから実はドキドキだけど、格好つけてみた。

どちらも五年前に私が担当していた方。当時とはケアの内容も変わっていて、私はいささか緊張しての訪問。

どちらも奥様が玄関で待ち構えていてくれて、「藤田さん、久しぶり〜」と涙し、うれしそうに五年分の思い出話をしてくれる。

「藤田さん、あの時のこと覚えてる?」

残念ながら私には思い出せないようなささやかなことだった。あたりまえの看護のエピソード。あの時本当にうれしかった、心強かったの。

どちらも寝たきりで重度。妻の夫への愛情と献身的とも思える介護で家に居続けることができている。

本人の状態、妻の体力的・精神的介護の限界。何度も山があった。家以外に選ぶ道があっても、妻は自身の折り合いをつけてはまた一緒に家で過ごすことを選ぶ。

理由を聞く。ただ普通に一緒にいたい。家でこうしていられるのが、本人にとっても一番いい。それが私の願いでもあるんです。

夫たちは利用者でも患者でも要介護者でもなく、お父さん、おじいちゃん、夫として変わらず存在し続けている。

妻の24時間365日の介護。

訪問看護、訪問介護、訪問診療、ショートステイをフルに使っても、負担の緩和は微力とも思える。どちらのご家族もそれが大きな助けとなって在宅生活が続けられているんですと話す。

おふたりとも会話はできず、私を覚えていそうにもなかったが、私の到着前にきっと何度も所長がくるから無礼のないように、などと伝えられたに違いない。妙な緊張感が目線と体の硬さに表れている。

所用で約束した訪問時間を数十分遅れて到着。急いでケアをと布団をめくったら、まさかの、すっかりお尻丸出し。クッションや枕で体勢が整えられ、私が大便を出す処置をするためのスタンバイ完璧。

「えっ〜〜〜やめて」ちょっと私、偉そうな人みたいでいややわ。

本当に申し訳ないと青ざめつつ叫んだ。すると完璧な準備を整えた妻とヘルパーさんが大笑い。

私の出番はほんの少しだけで、では、交代しますとヘルパーさん。おお、妻と一緒に手際もテンポもぴったりで、全身をピカピカにし、そりゃあいい具合に座らせる。

私は退室の予定であったが、思わず正座をして終始目を離せず見学。

お見事、素晴らしい。うっとりして溜息が出る。洗練されたヘルパーさんの身体介護のテクニック。心というより、魂がこもってる。

で、私は見とれていただけなのに、ケアを終えたヘルパーさんが、私の前に正座をして、私のケアいかがでしょうか。

ひとりで訪問して評価されることも相談することもできず自信がない。藤田さんにぜひご指導をいただきたい。実技試験でも受けたような真剣な表情。

頼む、私そんなんちゃうねん、と思いながら、仕方なくご要望にお応えする。

「申し分のない身体介護、ケアの手技。本当に素晴らしい。誇りとプライドをお持ちになってお仕事されているのが、伝わってきました。私もがんばります」真剣に答えていた。
「藤田さんにこれでいいと言ってもらえ、認めてもらえてすごくうれしいです」
とんでもないこちらこそです（汗）。

そんなこんなで皆に特別扱いをされつつ担当者には当然及ばぬ、四苦八苦のケアぶり。ご家族に手伝っていただいて、何とか任務完了。

どちらの訪問も久しぶりで多くを話して下さり、予定時間を大幅に越えた。担当看護師を頼りにし、訪問を楽しみにしていてくれる。

ああ、担当看護師ががんばってるんだなとうれしく、誇りに思う。

訪問看護師として、こうしたかけがえのない一日一日の喜怒哀楽をご一緒させていただけること。語りかけ、学びを与えてくれる。

私はこの人たちのために絶対に腕上げたる！　そう思いながら、一日を終え帰路についた。

夜中の緊急コール

訪問看護師への緊急コールは身体的な不調だけとは限らない。

「主人の前じゃ気丈にしとかなあかんから、ちょっとね」

そっか。そうですよね。

一瞬の沈黙の間に悲しみが受話器から伝わる。

「看護師さんちょっと泣かせて……」

ひとしきり泣いて、ありがとうと電話が置かれる。


夜中の三時。「すまない、寂しさに耐えられなくて、怖くて眠れない」

ひとりの夜中の目覚めはきつい。けれど私も、長々と聴けぬ時間帯だから耳を澄ませながら、今を乗りきれる言葉を探す。

そうですよね。私も寂しいから分かります。

「えっ、看護師さんも?」

そうよ、だからさ、今日はお互い寂しさ抱えて寝てみようか。また明日、しんどかったら訪問するから電話下さいね。

男性から電話はなかった。次の約束している訪問まで、何とか、一瞬、一瞬をやり過ごせたよう。

全部担えるわけではないが、ちょっとだけこんな看護もあるんだな。

所長と看護師を支える事務員ふたり

昨夜、忘れ物を取りに事務所に戻ったら、灯りがついていた。全員の退社を確認していたので、誰だろう、どうしたのかなと思いながら扉を開けた。ふたりの事務員が仕事をしていた。一旦退社して、家庭業と食事を済ませてふたり一緒に戻ってきていた。

業務量や業務時間の労務管理は私の仕事、知らずに無理がかかってはいなかったかと心配した。どちらも子育て中。「どうしたん？」とたずねた。

ふたり見合わせてニコニコ。目に見えぬがハチマキが見えた。「所長のお考えは十分分かっています。でも私たち、ちゃんと自分たちで考えてやっていますから、口出ししないで下さいね」。もう帰り、出かかった言葉を留めて、「いつもありがとう」とだけ伝えて、邪魔にならぬようさっさと退社した。

新規依頼のインテーク、レセプト、毎月の収支の点検、様々な雑用、スタッフのスケジュール管理やマネジメント、サポート、様々な先方との電話対応など、従来の事務職を越えて担わせている役割は多い。

看護師が看護に、私は私にしかできないことに専念できる事務職のアシストを夢見て採用したふたり。山あり谷ありの長い道のりだったから気づかなかったけど、多分いつの間にか実現への道を歩んでいた。

ふたりそろってこう言う。

「所長も看護師さんも活躍して下さい。稼ぎもしっかり上げてきて下さい。それが可能になるよう私たち裏方やサポートをしっかりやりますから」

「あ、それと、所長、週に三日は事務所にいて下さいね。毎日いたら頼り過ぎてしまいますし、あと……」続きを言いにくそうにクスクス笑う。「あっ、ちょっとうっとおしいんやね」。否定せず、さらに笑う。

このふたりなくして看護師も私もフル活躍はない。あらためて感謝の思いである。大事にしたい。

ヘルパーさんから教えられる世間の看護師

あるヘルパー事業所の所長さんから、職員への医療的な教育や連携強化の契約の申し入れがあった。そのヘルパー事業所は、もともと身体障害者介護からスタートしていたこともあり、腕達者揃い。一緒に組むと、担当看護師は圧倒されて自分の役割を見失い、本人にも家族にもヘルパーさんの方がうまいと言われて落胆する。私はそれを遠くで感謝しながら見守る。という私も、優れた異業種に育てられてきた。半分は苦しさから、看護とは何か、看護師の役割とは、と何度も問いかけ、なんとか自分なりの答えを見出すことができた。

数年前、看護スタッフ全員にこう問いかけた。

「身体介護・ケアの腕前は高く、利用者の満足度も高く、利用料は半額以下、長く滞在できる。吸引や胃ろうの処置もできる。さあ、その時、皆さんの手の中には何が残るのかな」

素晴らしい、全員が一斉にうつむいた。「その答えを今日から一人ずつが探して下さい」と伝えた。

まだ答えが出せず、やり手ヘルパーさんが苦手で、必死で対抗姿勢になる者。自分なりに答えを見つけられた者、様々。自分でもがいて探してつかむのを待つ。

連携したヘルパー事業所の所長に、そんなエピソードと感謝を伝えて、「今回の申し出はとても光栄でうれしい、ありがとうございます。いつも看護師がお世話になってます」と伝えたら、まさかというような表情に変わって、「そんな風に思ってもらえてるなんて……。そんな風に言われたことない」と、驚いていることに私が驚いた。

他の事業所の何人かの訪問看護師と一緒に仕事をしたが、多くの場合、看護師が前（上）、ヘルパーが後ろ（下）扱いだった。うちだけが対等扱いであり、認めてくれる。あるお宅では、場面によってヘルパーを前に私たちは後方支援にという姿勢だったんですという。あたりまえである。ケースによって最も効果を出す方法なのだから。それは看護師に対する偏見か誤解じゃないかなと思ったが、そばにいた複数のヘルパーさんたちも、そうなんです、私も、私もと数々の経験を話してくれた。信じられないような態度も数々。訪問看護師もまだまだだなと、申し訳ないとさえ感じた。

その所長さんは介護にこだわりあって開業して五年。けれどと、苦しい人材確保や育成の内部事情を話し始めた。懐かしいな、かつての自分を見ているよう。自分の失敗談や越えるのに年単位の時間がかかった同じ状況。プレイヤーからコーチになる時の自分自身との闘い。そして今に至る歴史を久しぶりに語った。所長さんは一人抱え込んで、身動きできなくなっていたのだろう。

藤田さんでも一緒なんですね？（笑）ああ、分かった。やっと前進できます。誰かじゃなくて、自分だ〜〜と。何か腑に落ちたようでにっこり。私は同志の妹ができたようでにっこり。

その後、ヘルパーさんから見た訪問看護師を教えてもらい、そんな風に見えてるのか、そんなところに疑問や困りごとがあるのか。もっとこちらから気楽に話せる関係を作る努力が足らなかったなと、とても勉強になった。

そしてどんなケースも、藤田さんが遠目でもチームにいると思うだけで、私たちヘルパーはすっかり安心して力を発揮できるんですの一言。これ以上はないと思うくらいの最高のプレゼントである。ああ、やはり藤田さんが引き受けてくれてよかった（涙）。げ、先にハードルが上がり、責任重圧じゃん。

連携の契約とあらば、さて何を企画しようね。希望はある？　一緒に担当しているケースの事例検討。電話やメールでの相談。合同勉強会の案内。具体的に3つ。よし、できるところからやってみようか。お互い腕上がってつながると最強だね。なんて一緒に描いた。

看護師もヘルパーもがんばろうね。

頼りにされるうれしさ

長年のおつきあいになる医師から電話あり、との事務所からのメール。直接の電話はめずらしい。もう分かっている、無理なお願いだけど……どうしても受けてほしい、だと思う。

在宅医療では先生の方が少し先輩で、訪問看護の右も左も分からなかった若かった私をそれは厳しく、熱心に育ててもらった感謝がある。とても大切な存在。往診に同席する時は、聞かれたことにすべて答えられるよう予習し、「ところで藤田さんは病気と生活を総合してみて、どう看立てるの？」のお決まりの最後の質問にも答えられる準備を必死でしていたのを思い出す。

そんな年月を共にして、いつしか、ちょっとばかり先生の頼りになれるようになった。日頃は私のステーションからは何区も離れたところにあり、日常的など依頼は受けられないが、ここぞという時には藤田さんの看立てだけでも教えてほしいと相談をされるようになった。光栄過ぎる。私も期待に応えたいから、日頃にも増して全思考と肌触り、心触りを駆使して考察や推論をお伝えする。なるほど、医師としての自分には全く見えない部分だな、勉強になるーとうなって下さるので、私はうれしくて超ルンルン気分である。

さて冒頭の電話の件、予感は的中。肝臓がんの末期だった。しかも先生の大切な友人。なるほど大変そう。まあでも恩師の依頼、「お受けします」の返事は先に決まっている。「行けるかな?って言いながら、きっと行ってくれるだろうと思ってるんだけど」。「ですよね。もちろんお受けさせていただきます」。「おおーそうか、ありがとう。これで患者さんというより私が安心なんだ」と本音がこぼれる。

でも病気と生活の総合的に考えて、どう思うなんて、看護師の看立てが頼りにされるっていいな。医師の診断が大事なように、この「看立て」が看護師がこれからもっとも極めないといけない仕事だと思う。

「家で最期まで過ごす」という選択もあることを

訪問看護は一般の方にはほとんど知名度はなく、また有形のものは単純だが、無形部分もかなりを占めるので、何をする、何ができるかが見えにくい。医療介護の専門職に向けての講演等の機会には恵まれて、訪問看護師の実践をお伝えすることはささやかながら継続できている。十年前くらいから講演活動は始まったが、地元住民にさえ知名度が低く、必要な方に訪問看護の存在を知られることにつながっていない実感。どうすればいいか思案していた。

好機は向こうからやってきた。複数の民生委員さんから、地元の包括支援センターに訪問看護はとってもいいサービスなのに民生委員も、さらに住民の大半も知らない。ぜひサービスの内容を紹介するための講演会を開いてほしいと要望があり、私に住民向けの講演依頼があったのが半年前。もちろん、喜んで――即答、感謝、光栄である。

さらにうれしかったこと。それらを申し出た民生委員さんの二名が、当センターの訪問看護の利用者の家族であった。

お一人は一緒に家でお父さんを看取った。もう一人は認知症、独居で糖尿病、血管系のイベントを繰り返す高齢者。家で一人暮らしをすることは無理と退院許可が出なかった。病院医師に面談を申し出た。家族と医師とで、医療も大事だが、望む暮らしも大事と相談を重ねて退院。その方は元気わがままいっぱいで、もう数か月も無事に家で過ごせている。

そんな経験をした方が、訪問看護をもっと住民に知らせること、利用することで悪化の予防や解決できることが増え、願う通り家で過ごせることが可能になる。そう言って、包括支援センターに声を上げて下さったそうだ。ありがたくて泣けてしまいそう。そして、その声を聞いた地域包括支援センターの職員からの講演の相談へとつながった。

三回シリーズ。第一回目は、訪問看護がどのようなことをしているかという私からの情報提供を中心とした。二回目は、私は前座で少し話すだけで、メインは皆での話し合い。前回からのリピーターだけで満員と聞いていたのに、新たな出席者がいて、高齢世代の住民、民生委員にケアマネジャーさんも加わり七十名以上。準備していた狭い部屋は満員を超えギューギュー。うれしい。

何を求めて参加されたかにお応えした内容を話したいと思った。ぜひ、教えて下さいとマイクを向けた。

・おもしろいよーと近所の人に聞いて

・将来のための情報収集
・妻を先に亡くしたので自分のことは自分で考えておきたい

など、参加理由は様々だった。

その内容を踏まえながら、前座の三十分の講演を終えた。あとに続いたグループワークでは、専門職も住民も立場の隔たりなく、私は……という同じ土俵で語り合いは盛り上がっていた。

私は、すべての席を回り、語り合う内容に耳を傾けた。

多くの人に他力本願でなく、最後までの自分がどうありたいかを考え、情報を集め、自分、家族、町のためにできることを考えている姿勢が共通していた。

ああ、この町の人たちは素晴らしい力を持っている。きっと厳しい時代を乗り越える手がかりを一緒に見つけることができるのではないかと思える。

三回目の勉強会の内容に思いを巡らせる。

会の中でうれしい出来事があった。

初参加の方に、私のことをあの人誰？と聞かれた、二度続けての参加者の方。あの人な、この地元の看護師さんや。あんなこと、こんなことする人や。ほー、そんなんがあるんですか。心強いなーの大きな声での噂話。存在も役割も覚えてくれてる。伝わってるんだ。

もっともっと地元の人に浸透し、訪問だけでなく、まちの看護（師）さんとして存在したい――と夢見る私に手応えを感じさせてくれた。

住民だけでなく、この地域は私にとってのホームであり、特別な思いがある。

家で最期まで過ごすことは選択肢のひとつに過ぎない。しかし、私が思っているより、はるかに家でを望む人は多く、それが可能だと知る人は少ない。これからも伝えてゆきたい。

びっくり量のう○こ出たよー

訪問し、玄関開けると妻が待ちかまえていた。

ど、どうしたん。不調の可能性をいくつも考える。

あのね、看護師さんの助言通りやってみたら、出たんよーーーっ。え、えーーーっ、出たんーーー。手を取り合って歓喜の舞。十日以上の便秘は注目されないまま退院。すぐに手持ちの薬や家庭看護を駆使してみていた。ご本人のところにかけ寄り、こんにちはの挨拶も忘れて、「で、出たんですか」。「はい、びっくりするくらい」。びっくりするくらいってどんなくらいを丼バチ、片手盛り、両手盛などに例えながら、確認する。うわっ、確かにびっくりですね。

出るもの出たら途端に食欲アップ。今日は焼肉食べたいというから、うれしくなってもう準備バッチリですと妻。三人で拍手。出るもの出たら、体調も元気も回復で、カルテに very good! と記録した。

こんな一つずつを整えてゆくのが一日ずつを大事に過ごすための大事。

末期がん。焼肉を美味しくほお張りながらの、妻との和やかな今日の食卓が目に浮かぶ。

しかし、他人のう○こが、我がことのようにうれしい看護の仕事。えへへ。

認知症だからと決めつけてはいけない

八十代男性。認知症状が急に悪くなって、歩くこともできず、家族も困り果てていると訪問看護の導入。悪化の背景に何かある。くまなく全身を見てきてと、すぐに看護師と理学療法士を一緒に訪問させた。

男性は怒りの表情で握りこぶしをあげて、誰にも触れさせないかまえである。太もも付近が真っ赤に腫れ上がり、痛みも相当。典型的な骨折症状。痛くて力めないから、お尻に出られないままの硬い大便がのぞいている。

痛かったですね。おつらかったでしょう。もう歩かなくていいですからと声をかけた。痛い太ももに負荷がかからぬよう、身体を横に向け、初対面でお尻を失礼しますと、そっと少しずつ大便を指でかき出した。その量は茶碗大盛りくらいになった。まず男性に苦痛をもたらしていたもの一つをやっつけた。

次第に、にらみつけていた表情は笑顔に変わり、握りこぶしはありがとう、ありがとうと看護師を触れる手に変わった。

聞かれなかったから話せなかったという家族は、そう言えば、数日前にトイレの前で転んで尻もちをついた。それからしばらくして足を動かしたり、歩かせようとすると、痛いーと大声出し、抵抗が始まったというエピソードを一気に話す。

大急ぎで病院の受診を手配。大腿部頸部骨折の診断。急遽の入院となった。男性に事情を説明すると大きくうなずく。数日、格闘し疲労困憊状態になっていた家族も、ああ、そうだったのですね。理由が分かり、ほっとしましたと涙ぐむ。

男性は大声出して抵抗するしかなかったのだ。男性は後日無事に治療を終え、家に帰れた。最近、同様な「認知症の悪化」とネーミングされたケースにたびたび出会う。認知症の悪化というネーミングをつけてしまうと、悪化させている犯人捜しの思考が止まる。そして事態を悪化させる。ほんの一文字つけ加え「認知症状の悪化」と呼ぶようにしたらどうだろう。そうすると、「なぜ?」と思考はつながる。いつから、どんな時に、どのような症状が起きたのか。その前に変わった出来事はなかったか。それを聞くだけで、原因となっている症状の治療につながることがあることを忘れてはいけない。

家族は急な事態の介護に疲労し、「認知症がひどくなって」と訴える。問われなければ、手がかりになる話をすることを思いつかない。居合わせた専門職がどんな視点で状況をマネジメントするかに大きく影響される。教訓。

医師の診断のありがたさ

三年前に拘扼性イレウスを発症した八十代男性。

慢性の呼吸不全もあり、命がけの手術になった。男性の生きる支えは家と家族。退院後、在宅生活を軌道に乗せるのにチームを率いての相変わらずの全力投球。ご家族もこれならやれると、施設入所を免れた。

ここ一年くらいお腹だけが出っぱってきていた。痛くもかゆくもなく、腸の動き、排便状態も良好。何かが起きている。お前はいったい、何者だ。危ないものになってゆく気配はないが、どうしても気になる。

時には三角みたいにお腹が出っ張ってきて、ストマの九時方向からのもれが増えた。

よいきっかけだと考え、在宅主治医に相談したところ賛同。手術を受けた病院で外科とストマ外来を受診した。医師が何を診て、どう判断するのか。またまた半日を捻出し、同席した。

簡単な問診とチラリ見。即座にヘルニアですねと診断する。

「ええ！　ヘルニアですか？」。私の知ってるヘルニアと違う。恥よりも興味が勝る。先生、どこでどう判断してそのように診断されたのですか。すかさず質問する。

医師が私の手を取り、ここに筋膜があり、ここで途切れて腸が出ているでしょうと、触診のレクチャーまで。

腹部の縫い合わせた筋膜が脆弱さのため大きく開いていた。ああ、お前はヘルニアくんだったのか。

診断で何ものかが分かったこと、自分の手でそれを確かめさせてもらえたことに一人感激し、何度も御礼を申し上げた。

再手術は難しく、うまくつきあうことに方針はまとまった。

これで男性の症状への看護が描ける。

うれし過ぎ。

えっ、そんな訪問看護師おるん?

一緒に担当している利用者の方の調子が悪く、入浴介助に入るヘルパーさんに電話を入れた。いつもより立っている時の踏ん張る力落ちてるから、あそこで立つ時に普段よりしっかり支えてくださいね。足がガクガクするようなら、立位での洗身はあきらめて、座ったまま届く範囲でいいですからね。それとねと、他にも体調の悪さを介護職でも理解できる言葉を選んで伝えた。

電話の向こうでヘルパーさんが涙ぐむ。利用者のことを心配してかと思いきや、訪問看護師にそのように対等に接してもらったことがない。本当にありがとうございます。がんばります、の涙ぐみだった。

え、一体、ヘルパーさんたちは訪問看護師にどんな目に遭っているの。

このヘルパーさんにかかわらず、もう何人聞いたか同じエピソード。あんたたちどうせ何も分からんのやから、言われたことだけやっとき。意見も報告もいらん。ヘルパーさんが記録した日誌を読んで、笑えるわと馬鹿にするなど。

そんな人おらんやろと半信半疑だったが、一人、二人の訪問看護師に限定された状況ではない。

そして私にそのような状況を知らせてくれたヘルパーさんたちは、暮らしの第一線で家事や身体介護を通じて、利用者を支えている人ばかり。それぞれ事情は知らない。しかしせっかく看護師を尊敬してくれていたのに、訪問看護師が傷つける人になっている。

もちろん、職種間の価値観の対立やケアの内容や目標が一致できず、すれ違うことはあるし、バトルもある。

しかし、聞いてる内容は、パワハラとも取れる内容。お互いに個人の人権を傷つけるような言動は許されない。そのようなことをする訪問看護師の看護が、いけてるはずがない。ヘルパーさんじゃなくて、オマエがいけてないっつーねん。同業として申し訳ない。

介護職の方からのプレゼント

在宅で、老健で、小規模多機能施設で、それぞれの場で私の担当していた利用者の死にゆく過程があった。

介護職の方たちには怖い、近寄りたくない、経験がない、医療が分からない。色々と避けたい理由があった。急性期医療に感化され、本来の介護職の持つ力を発揮できないでいた。私は介護というケアのもたらす安らかさの可能性を知っている。だからその壁を越えてほしいと願い、何度も話し合い、時間を見つけては一緒にケアをしてきた。私にとっての挑戦の機会でもあった。

その後。

訪問のヘルパーさんはもう堂々と私、看取りのできるヘルパーになりました。老健の介護職は今までしたこともない素晴らしい経験ができたと、声を弾ませる。今まで自信がなくて言い返せなかった、医療モドキイバリ看護師とやり合っていると聞いた。

そして今日、小規模多機能施設の方から、長くご利用いただいた利用者の方が末期がんと診断されました。できればご本人の希望通り最期まで施設で看たい。でも経験もないし、皆不安がっている。藤田さん、お手伝いとサポートをお願いできませんか。

昨年、「医療なんかちょっとなんやから、あなたたち介護職こそ出番やん」とバトルを繰り返した若き施設長。緊張感が電話越しに伝わってくる。感激である。よー相談してくれたねー。もちろんお手伝いします。光栄です。ありがとうございます。え、いいんですか。え、あたりまえやん。

もうやれそうな気になり弾む声。怖さを越えさせるものは理屈じゃない。その場、その場で安心と保証、そして自信をどう生み出せるか必死に考えてやってきた。長い苦戦の連続だった。だから本当にうれしくて気づいたら泣けてた。別に私が偉そうに指導する立場にはない。けれど、看護師として何度も経験してきた看取りの過程を未経験の介護職の方に教えられたこと。そしてその後の成長の報告は、とびきりのプレゼント。介護職の方だけでなく、その向こうに看取りのケアを受ける方たちが見える。

臓器別専門医からかかりつけ医への移行期

八十代男性。同じく八十代の妻とふたり暮らし。

きゃー、藤田さん、きゃー奥さん、お久しぶり。お互いを見ながら十年経つと年取るねと腰曲がりましてん、私は太りました、目も見えへんからメガネやねん、と老化自慢の女子会話。男性は十年前に脳血管障害を発症し、退院直後の家での生活の安定を目的に看護師と療法士で訪問を担当させていただいた。生活が安定し、通院も可能になったため、訪問を終了した経緯がある。ご縁がないといいですが、いつかまた必要になればお手伝いさせていただきますと声をかけていた。

そろそろ訪問看護を再開する必要を判断したのは妻だった。ケアマネジャーに申し出て、再開の依頼があった。うれしい再会でもあり、妻の外していない予感。命や暮らしが下降線に変わるちょっと前。寂しくもある。

夫婦ともに臓器別の専門医にかかるのが最善という価値観。最善というより夫婦にとっては普通のこと。脳は脳外科、お腹の持病は消化器内科の先生、眼は眼科、耳鼻は耳鼻科、歯は歯科、肺は呼吸器科、心臓は循環器科、骨は整形外科、皮膚科も。それぞれから処方されている薬も大混乱し、妻の自己判断でチョイスされている。

臓器別専門医コース。間違ってない。カレンダーにはあちらこちらの病院や診療所への通院の予定がびっしり。まるで毎日働くサラリーマンのようです。夫婦で笑う。通っているから健康なのか、通えるのは健康だからか分からないけど、お見事ですね。意味不明の感想コメント。

この頃の小さな不調。そろそろ、今の診療の仕方では困ることが出てくるなと感じる。足らないもの。多くの疾患と男性自身の暮らしを全部丸ごと診てくれるかかりつけ医の不在。看護師には見えているが、それをどう夫婦と共有しようかと思案した。長くなく、難しくなく、問いかけられる言葉を探した。

ところで、風邪をひいた時はどの先生に診てもらいましょうね。

沈黙のあと、分からない。夫婦で顔を見合わせる。

今、急いで変えなくてよいけれど、どの臓器と分けられないことが起きた時、困らないように今から一緒に考えてゆきましょう。「ホンマやねー」、夫婦に響くタイミングになっていた。

その後夫婦で相談し、藤田さん、そろそろお一人の先生に主治医としてお願いしたいとの申し出があった。男性の多臓器疾患、今後に起こりうる状況やそう遠くない時期に必要となるだろう訪問診療の可能なかかりつけ医について情報提供し、この先生に相談したいと思いますというところまで決まった。

さあ、次はそれぞれの医師にかかりつけ医にシフトしたい旨を相談し、診療情報提供書を集めなくてはならない。夫婦に受診時に相談していただくもの、地域連携室に相談をして医師に伝えていただくもの。診療の内容でどれがふさわしいか考えてお手伝いをした。先方にも都合があるからこの準備には一か月かかった。診療情報提供書が集まり、夫婦で選んだ診療所に受診し、かかりつけ医になっていただけることになった。

ふー、ヤレヤレ整った。便秘や微熱、小さな体調不良にもすぐに対応できるようになった。よかったよかった。

餅は餅屋——薬剤師さんのステキ

間もなく九十歳の男性。慢性の呼吸器疾患。今日は吐く息のゼーゼーが治らない。主治医に処方されている吸入薬は、一日二回。「忘れんと毎日二回やっとるで」。毎回返事は同じ。でも吸入器のカウンターをそっと見たら一日一回しか使ってない計算。

最近は少しずつ物忘れ。

吸入の後、必ずうがいをしないといけないから洗面所の必ず目につく場所に置いてみたり、妻が声かけしても効果なし。

うーん。そこへちょうど薬剤師さんの訪問と重なって、困ってることをつぶやいてみた。

うがい無理なら朝晩の食事前に吸入すればいいんですよ。

えっ、えーーー！　知らなかった。

ならば生活の流れに沿う形にできるので、抜かりがかなり減らせると想像。本人にあのね、吸入はごはんの前にすれば、うがいせんでもいいんやって。「ホンマか、うがいがめんどかったんや」。やっと本音も聞けた。

妻とニッコリ目を合わせ、餅は餅屋。よかったねーとこれまでの苦労をねぎらう。

吸入薬をうまく吸うことは結構、高齢者には難しい。吸入の姿を薬剤師さんにも見てもらった。他にも、食べている量からして毎日片手盛りの排便が必要だけど、便秘傾向。下剤増やすと便が液状になるばかりでストマから漏れてしまうこととか、困っていることを次々相談。

薬剤師訪問時には、「いつもご夫婦が調子はいいですとしかおっしゃらなくて、そんなに困ってること知らなかった」。目をまん丸にしながら必死にメモ。

「あー、今日はお会いできてよかった」と私。

「私こそ。教えていただいた問題の解決ができるよう考えてみますね」と薬剤師。

連携が必要なことは百も承知だが、あちらこちらに書くものはこれ以上増やせない。でもちょっと顔を会わせて、ちょっと話せること、現実的だし大事だな。

あとは吸入薬のせいだけにせず、主治医にゼーゼーの悪化を他の状態と合わせて報告。介護するヘルパー、シャワー浴を心配していたから、そちらにも連絡します。

ある医師への相談

患者さんのことで、どうにもならない困ったことがあった。どうしよう。ある医師の顔が浮かぶ。診療所の受付経由でご相談したいことがあると伝え面談のお願いをした。結論が先、簡潔明瞭に伝えて下さいが先生のいつものリクエスト。待合室でリハーサルを繰り返した。

呼ばれて診察室に入った。

藤田さん、久しぶりやな。挨拶そこそこで、「先生あのね……」、言いかけたら先生が「いいよっ」て返事。

えっ、まだ何にも話してない。

だって藤田さんがそんな顔して相談なんて初めてやん。いつも僕を助けてくれてるでしょ。にっこり。

先生を助けてるなんて心あたりはない。先生を大切にしたい。それを看護師として具体的にどう行動することかを考えてきた。特別でなくて普通のこと。

他に思いあたるのは……、患者さんのことで何かあるたび、スタッフ経由で、藤田さんはどう考えるかなって聞いて教えてくれる。頼りにされるのと考えるのがうれしくて、必死で考えてすぐに、お返事をしてきた。先生がなるほどって感心してくれて役に立てることも輪をかけて楽しくて仕方なかった。それが先生の思う、助けだったのだろうか。

面談は一分で終わった。ありがたくて泣けそうだった。

ああ、お引き受けいただき、これで患者さんの小さくて大事な一つの局面を無事に乗りきれる。

一人の病院医師との出会い

八十代男性。大きなけいれんで救急搬送となり五日目。幸い、心配した新たな脳血管イベントはなく、急性期治療の必要もなさそう。ここまで寝たきりから、元に近い男性の暮らしを回復するのに必死の半年。無駄な入院環境の延長で失うものは大きい。看護情報提供書と入院前の暮らしの写真数枚、やっと準備ができた。

入院先の病棟看護師に引き継ぎにおうかがいしてもよろしいでしょうかと電話をした。ご家族も一緒です。あー、まー、別に。電話は保留のまま数分。この場面は何度も経験している。保留音の長さで先方の状況の察しがつく。次の一手を考えながら電話を待った。来てもらってもいいが、忙しいし、こちらとしては特に必要もないというような、想像通りの返事だった。ならばと、三分でいいので主治医にお会いして、病状や治療に関する見解をお聞きしたい。きっと無理だと思いますが主治医にリクエストだけお伝え願いたい。応じられるか分かりませんよと言われてもダメもと。すぐの約束を取りつけた。必死に車を飛ばす。慌てるといつもより方向音痴がひどく、到着は約束した時間を五分過ぎた。もう私は肝心な時これなんだよなー、自分にツッコミを入れながらやっと到着。車を降りて走ってもアラフィフの走りはまるでスローモーション。息を整える間もなく、病棟に到着。あちらへどうぞ。相談室を案内された。

看護師の同席はなかった。ちょっと残念な気持ちがよぎりはしたが、ないものよりあるものに感謝し気持ちを切り換えた。脳外科の主治医が待っていてくれた。自己紹介と面接をお願いした理由を手短に伝えた。「なるほど、分かりました」とすぐに電子カルテの画像をPCの画面に映し出し、画像を見ながら説明が始まった。頭部CTでは左の側方から後方にかけて広範囲の脳梗塞。三年前の脳梗塞発症の際、たまたま救急搬送された先がこの病院で、お会いしているのが当時治療にあたった医師であった。当時と今回のCTと比較して見せてもらったが変化はない。もともとの梗塞は痙攣も右半身の麻痺も起きても不思議でない状態です。むしろよくここまで回復して、安定していたことに驚きます。

救急搬送したらしっぱなしで入院前の暮らしも、退院させてもどんな支援があるかも分からないから、治療や退院のゴールが分からないことが大半。こんな情報を持って医師に面談しようとする看護師は年に一人かふたり。あなたみたいな訪問看護師もいるのですね。三年前に遡りまとめた病状と暮らしの経過と日々の写真を眺めながら、そうでしたか。医師同士の診療情報提供書では主に病状の情報にとどまるので、三年前の診察からあとの経過や暮らしが見えなかった。この手紙と写真はコピーさせていただいてもかまいませんか。貴重です。いえいえ、それは先生と看護師さんにお渡しするためにお持ちしたものですから、どうぞ、どうぞ。

手間暇は実らないことも多い。急性期病院の医師や看護師は、まずは治療優先の役割がある。暮らしぶりにまでは関心を持たないこともめずらしくないから、医師の関心に、準備した資料が役立ったことに気持ちが弾んだ。じゃあ今年の一人かふたりにランキングですね。うれしいです。

医師には、在宅医療・介護チームが退院をお待ちしています。もちろん治療があれば優先して下さい。そうでなければ、入院環境で弱る前に早期退院をお願いします。

もちろんです。即、退院が決まった。先生にお会いできて、先生が担当でよかった。ありがとうございます。

病室で男性に面会した。藤田です、分かりますか。分かりますと返事をした以外は、つい先日までのように笑って会話は続かない。視線は遠いどこかにぼんやり向けられたまま。すでに歩けていた足も力を失い始め、たった五日で暮らしを忘れかけている。心も暮らしも挽回できるといいが、厳しい。そう感じた。

急変のタイミングは、入院中だった妻の永眠の知らせと重なる。男性が、「今思えば妻は認知症になっていた。なぜ気づいてやれず、常々、きついことばかり言ってしまったのだろう」とつぶやいていた。深い傷つきが再び男性の心に強い痛みを生じさせ、身体の変化を起こすきっかけになったのかも知れないと思った。

在宅主治医、薬剤師、ケアマネジャー、ヘルパーにも退院後は厳しい経過になるかも、皆さん準備をどうぞよろしくお願いしますと一報を入れた。

帰り際、病棟のナースステーションには日勤を終えた看護師さんがたくさんいた。今日はご無理を申し上げてすみませんでした。本当にありがとうございましたと一礼をした。高齢者で埋まるベッド。一人ずつに生き様や家での暮らしがある。病院の看護師の関心がそこに向けられることを願う。相変わらず何も変えられない。けれど今日は、一人の医師との出会いで、看護をがんばり続けることにエールをもらい弾む思いだった。こんな小さな一つの出来事が力になる。

第5章

心に残る患者・家族

「患者のため」という思い込みと患者の怒り

忘れられないご夫婦がいる。

九十代男性、肺がんで骨や全身に多発転移をしていた。歩くことはできず、ベッドの上で過ごしていた。痛みとゼーゼーの音が時折混じる呼吸の乱れもあった。妻とのふたり暮らし。

入院中の病院で事前に面会することはできなかったため、理学療法士と一緒に自宅を訪問して初めてお会いした。男性と妻は並んでベッドに腰かけ、私たちを迎えた。自己紹介を終えた時、突然、思いがけない言葉が向けられた。

「あんたら何しに来たんや。病院の看護師からどんな引継ぎがあったか分かる。末期がんのターミナルケアとか、そんなんやろ。あんたらの顔を見たら分かるわ。九十歳やからって、もう終わりみたいに考えてるんやろ。それが患者を不安にさせるんや、帰ってくれ！」

「入院中はそんな看護師にずっと我慢して合わせてきたんや」と形相を変え、ご夫婦の怒りの訴えは一時間におよんだ。確かに病棟看護師から引き継がれた、余命いくばくもない男性と家族への看護の内容について疑いもせず、終末期の看護という認識をしていた。引き継がれた男性や妻の意向、看護の内容は全く違うものであった。その違いの大きさと、向けられた強い怒りを途中受けとめられなくなり、一旦、この場を離れて立て直したいとも思った。何とかとどまることができ、やっと相槌だけ打ちながら最後まで一通り、男性と妻が入院中に溜めに溜めてきた、言いたかった、分かってほしかったことを聞くことができた。

声色は、怒りから悲しさのような響きに変わった。そして、入院中の看護師とのやりとりの場面を語り始めた。

看護師が回ってくると、聞くのは痛くないですか。痛みは十段階のうちどれくらいですか。毎回、それればかり聞かれる。正直に痛みを言うと、痛みどめが増える。ついには麻薬の貼り薬を貼ることになった。私はそうしてほしいと頼んでもいないのに。でも、もう伝えることも分かってもらうこともあきらめて、抵抗せずに貼ることにした。従順な患者のふりをすることにした。どうせ看護師には分からない。だからシールが肌に触れないように貼り直し、看護師には痛みはなくなりましたと返事をしていた。看護師はこれを痛みのコントロール良好と判断する。

残念ながら現代の医療では、男性のがんや転移を治療することは限界に達し、怒りは、それを告げた医師にも向けられていた。治療経過を見ると医師も断腸の思いで厳しい現実を伝えたことが分かる。その現実をより受けとめにくくさせたのが、看護師の「患者のため」の勘違い看護による傷つきであった。

じっと夫婦で私を見つめていたので、実際にはできなかったが、私は心の中で大きく一息をついた。そして、確かにおっしゃる通り、私は症状緩和の継続を一番に考え、今日ここにきたこと。同じ看護師が傷つけてしまったことを「本当に申し訳ありませんでした」と、深く頭を下げ心から謝った。夫婦は顔を見合わせた。

「こちらこそいきなり初めて会うあなたに、怒りをぶつけてしまってごめんなさい。でもずっと我慢してきたこと。それをまた家に帰ってきても続けられるのではないかとすごく不安になって……」。もっともである。

「もしよろしければ、一からやり直しをさせていただきたいです。今、ご病気をどのように考え、どうしたいと思っているか。在宅の医師や看護師にどんなことをしてほしいと思っているか教えていただけますか。そしてこれからを一緒に決めてゆきたいと思います」

ふたりは、「ああ、ありがとう。安心しました」と微笑んで話し始めた。もちろん病状は把握しつつも、いわゆる終末期の緩和ケアのスタンダードは自分の思考の中で括弧入れをして、とにかくどうしてほしい、どうありたいかを聞き、それを必死に行うことにした。

一か月が経った。玄関を入った時に、いつもの空気感との違いを感じた。

部屋に入ると、夫婦は体を寄せ合う距離でベッドに腰かけて、私を待っていた。そして、「藤田さん、この一か月本当にありがとうございました。とことんつきあってくれて、私たち、やっと納得することができました。安心できて、とても気持ちが落ち着きました。治療が無理なこと、歩けるためのリハビリが無理なこと、元通り元気にはなれないこと。もう大丈夫です」

「私の方こそ……」と何かをお返事しようとしたのに、言葉にならず、私は自分の涙をとめられなかった。

「仕事中にすみません」とハンカチで涙を拭き上げた。気持ちを切り替え、これからを相談した。相談というより、おふたりで随分、話し合っていて私は聞かせていただくだけで、「分かりました。そのようにお手伝いします」とお返事をした。

間もなく、男性は亡くなるのであるが、常時のゼーゼーいう喘鳴と息苦しさ、呼吸を整えることができず、息苦しさが強くなった。がんによる痛みも増した。緩和するための薬剤の使用を提案したが、男性は首を振った。

「もしよろしければ理由を教えていただけますか」

「藤田さん、私は自分の体に起きていること、その症状も麻痺させずそのまま感じていたい。そのことと一緒に生きていくことの方が、安心なんです」

妻は男性の希望の通りにすることを一番大切にしたいんですと言った。

「分かりました」とお返事をしたが、苦痛にベッドの上で体を丸める様子に私が耐えらなかった。「要らぬお節介ですが、では、もし息苦しさや痛みをやわらげたいと思うことがあれば、これを飲んで下さいね」と、男性の手の届くところに薬を置いた。男性はにっこり笑って、大きくうなずいた。

それから一週間後。深夜の三時過ぎに私の緊急連絡用の携帯電話が鳴った。表示された名前を見て、終わりを悟った。妻が「今、目覚めて主人の様子を見に行ったら、息をしていないようなんです」と少し慌てている。「もうお別れだと思います、すぐにうかがいます。何もしなくてよいのでご主人に触れ、お声をかけてそばにいてあげて下さい」

数分、眠りから覚醒に戻し、看護師へと切り換えるための準備を整え、車を飛ばした。

男性はベッドの上で壁にもたれて座った姿勢でうなだれるように亡くなっていた。かすかに微笑みを浮かべ、とても穏やかな表情だった。手元に置いて帰った薬は、使うことなくそのまだった。

妻は落ち着きを取り戻し、語り始めた。おふたりのなれそめや出来事、どんなに夫が素晴らしく、愛していたかを聞いていた。私に語っているようで、夫に伝えているように感じた。じゃあピカピカの男前にしてあげなくちゃね、と妻と一緒に旅立ちのための身づくろいをした。

もう少し、主人とふたりで過ごしたいからと言われるので、医師への連絡は早朝にすることにした。私も一旦失礼し、朝、医師と一緒に訪問した。どんな数時間を過ごしたのだろう、深夜に訪問した時に比べ妻の気持ちは整理がつき、何だか前に進んでいるようだった。医師の死亡確認と診断書の交付の手続きを終えた。

猛烈な怒りに直面した出会いであったが、私が勘違い看護をする前に、大事な本心を話して下さったことに心から感謝している。そしてご夫婦からの学びは、私の看護の礎として刻まれている。

看護師の思う「患者のため」の看護の勘違い。自戒も込めて、男性と妻の言葉を書き留めておく。

「看護師は自分の知りたいこと、聞きたいことだけを聞く。
看護師はそして分かったつもりになり、自分のしたいことだけをする。
私の知ってほしいこと、してほしいことがあることを気づきもしないし、問いかけてもくれない。何とか看護師に分かってほしい、伝えたい、そう思ったが、看護師の存在は遠く、ついに伝えることをあきらめるしかなかった。それは病のつらさだけでなく、人として深い悲しみと不安を生んだ。どうぞあなたにはそうならないでいてほしい」

夫の最期に立ち会えなかった妻

七十代の難病の男性。大病院の専門医が主治医なので詳しくは分からないがと、近隣のかかりつけ医師からあまりよくないような病状を聞いた。食事摂取量が少ないから点滴をしてきてくれないかと指示があり、すぐに自宅を訪問した。男性は自宅内を歩き、リビングのソファに腰かけて会話はできていたが、顔の色つや、目の力、やせ細った体、「もう長くない」が第一印象だった。柱やテーブルのあちらこちらに緩衝材が貼りめぐらされていた。今年になって転倒の回数が増え、ご家族が考案したものであった。詳しい病状を聞かずとも、進行が一気に速まっているのが見てとれる。

男性がベッドに戻ったタイミングで妻に、「診断の基準となるデータがあるわけではないのですが、私の看護師としての経験から長くはないと思います。点滴をして改善するという状態ではなく、おそらく病気の進行に老衰が重なり、悪化は止められないものと思います」と伝えた。

妻は「ええっ、まさか?」と驚き、動揺した。連日訪問をすることにした。本人と妻が、しっかり摂れていますという食事の時間に合わせて訪問してみた。二時間かけて何度もむせ込みながら、食べる食事の大半は飲み込めず、こぼれていた。見かねて箸を止めさせようとしても、彼は最後まで妻の盛り付けた料理を食べ続けた。大病院の外来では精一杯、元気な姿を見せるから、ここまで悪いとは想像もしていないだろう。あくまで看護師の推測という前提を前置きし、入院すれば早々に絶食だろう。食べることは、肺炎と隣り合わせで命取りになる。胃ろうの選択肢も含めて、本人と妻に今後の選択肢を示した。食べ続けること、入院はせず家で過ごすことが本人の意思であり、妻も子供たちも本人の意思を尊重したいと希望した。

妻は長年の夫婦の歴史を語り、苦労が多かったと振り返った。毎日の介護も大変であった。「それでもご主人の希望通りにしてやりたいと思うのは、どんな思いからですか」と問いかけてみたが、「どうしてなんでしょうね……」。妻自身も分からず、気づいてはいなかった。

かかりつけ医とは別に、難病を長年診てきた大学病院の主治医の受診日がきた。しかし、大学病院の診察は半日を要する。本人の受診は体力的に無理であった。しかし長い時間、本人を一人にしておけず、私が妻の不在の間の見守りと介護を交代することにした。

当日、妻の出発一時間後に私が訪問する打ち合わせだった。朝、出発前の妻から電話があった。「今日はトイレにも歩き、さっき牛乳も飲みました。元気にはしてるんです。でも何かいつもと違う感じがするんです。何というわけではないんですが、予定通り出発してもいいかなと心配になって電話しました」。今日の主治医の受診は今後の方針決定のために重要であり、妻から聞く状態に急な異変はなかった。「大丈夫です。私も早めに行きますので、出発して下さい」と返事をし、訪問を急いだ。

男性はいつも、看護師の訪問を楽しみにしてくれていて、こんにちは、いかがですか？と声をかけると、言葉は出せない代わりに、おお来たかと、布団から手を大きく振ってくれた。今日は違う。胸騒ぎがして顔をのぞいた。「しまった」。かろうじて意識はあるものの、顔色は青白く、冷汗、手足は冷たく、血圧低下、脈拍速迫。ショック状態であった。数時間、いや無理だ、分単位の命であると直感した。パニックになりそうな思考を落ち着かせ、今するべきことを考えた。

妻の携帯電話に連絡した。知らせなければならない、でも驚かせてはいけない。
「奥さん……」言いかけたら、「藤田さん今日はありがとうございます。今ちょうど診察中です」と、妻が答えた。「奥さん、時間がなさそうです。先生に電話を代わってもらえますか」。すぐにでも妻に帰宅してほしい気持ちを抑えながら、主治医に経過と現在の状況について、診ているかのように伝えられる言葉を探した。本人と家族の意向を代弁し、先生、終末期と判断をさせてもらって、このままの方針でよろしいでしょうか。そして、先生、もう時間がなさそうなので、すぐに奥様を帰してほしいですと伝えた。面識はなく、数分のやりとりだったが、素晴らしい医師だった。男性との出会いからの経過と合わせて最善の方針だと思いますとの見解だった。続けて、すぐに奥様に説明し自宅に帰れるようにします。ありがとう、どうぞよろしくお願いしますと電話を置いた。

大病院からタクシーを飛ばしても三十分はかかる。ギリギリか……。願いは届かず、呼吸が乱れ始めた。病院勤務以来、したことはなかったが、わずかに透けて見える血管に点滴をさし、少しでも時間を延ばそうと試みた。終わりへと向かう兆候は変わらない。「お願い、もうちょっとだけ待って。奥さんが今帰ってくるから。まだ○○さんと一緒にいたくて、お別れできてないから、お願い」

妻の「いつもと違う」。その言葉が耳にこだまする。「行かせてしまって本当にごめんなさい」。涙が止まらなくなっていた。そして妻の帰りを待たず、夫は息を引き取った。

私は放心状態であった。人の最期は、絶対には分からないことは知っている。しかし、自分の判断のミスで最期に立ち会わせることができなかったという後悔の気持ちはその時、理屈を越えられなかった。

次々と駆けつけた妻、長男、次男それぞれに、最期だけに意味があるのではなく、ご本人にとって幸せなのはそれまでの過程と、ご家族が本人の意思を尊重して最期まで希望通りの生き方ができ、大切にしてもらったことであると繰り返し、伝えた。

最初は「お父さん、お父さん。どうしてー」取り乱していたご家族であったが、最期だけに意味があるのではないのですね、と自責の思いと悲しみから幾分か解放され、落ち着きを取り戻した。長年の難病を抱える男性とともにあった思い出やエピソードを語り始めた。少しほっとしたが、話が途切れた頃に、「でも最期は立ち会いたかったたな」と男性の顔を見つめていた。胸が痛かった。

いつも理想通りにはいかない。でも出会いの中で、経験されるいいことも悪い出来事も、私たちに意味を投げかけている。失敗したり、後悔することがあれば、私は素直に落ち込む。大事なのはそのあとの思考である。必ず、もし時計が戻せたならどうしたい？　何ができるだろう？　そこまで考えて、口にしてみる。そうすることで、残念だけで思考停止していた気持ちにピリオドが打てる。残念だった経験は経験知として他の誰かに生かされ、残念さだけを引きずらないで次に進むための前向きな一歩になる。そのことを自分にもスタッフにもいつも投げかけている。

あの朝に時計を戻し考えてみた。朝の「いつもと違う」という妻の電話。異変なし、主治医の受診を優先させた判断の分かれ道。外見上、異変はなくても、いつもそばにいてその人を見守る家族の感覚に勝る判断はない。「奥様がそう感じているのなら、何かの兆候かも知れません。すぐに訪問しますので、そばを離れず待っていて下さい」。そう言いたい。そしてすぐに子どもたちに連絡をするようお願いする。主治医には経緯を電話で説明する。

もう一つ。家族が最期に間に合わないと考えられるときは、たとえ応答ができなかったり、意識がなくても、聞こえていますからと伝え、電話で話せるようにする。

思い出せば、心の痛みは再燃するが、その後、私とスタッフはこの経験から学んだことを、他の患者さんや家族に活かし続けることができている。そしてこれからも看護師として痛みの伴う経験を繰り返すだろう。

私にできる出会いと経験への一番のお返しは、それでも経験を忘れず大切にして、前に進み続けること。

夫の終わりに万歳

十年以上も前のことなのに、今でもその瞬間も表情も、風景も写真のように残っているご夫婦がいる。

お二人は大正中期生まれ。当時は、妻は夫に従うもの。女性の自由な生き方も、自己主張もまだ認められる時代ではなかった。

ご夫婦も結婚式の当日、親に決められた相手と初めて会ったという。愛だの恋だのなんて質問すると、妻に大笑いをされた。ただ粛々と、妻の務めを果たす。それが妻の持つ価値観であった。夫は脳梗塞で寝たきりとなり、老衰の経過をたどった。妻は、私が最期までお世話をして看取りますと決めていた。というより、妻にとって他の選択肢はなかったという表現が正確かも知れない。

介護は六か月ほど続いたと記憶している。妻は昼夜抜かりなく、夫の求めに応じて献身的にお世話をした。一つの愚痴も聞いたことはない。

最期は手を握り、寝ずにずっとそばにいた。ところが、息を引き取った瞬間、妻は満面の笑みを浮かべて万歳を二回もした。私はまだ若く、妻の心境がすぐには理解できず、唖然とした。それまで学習してきた終末期看護の教科書のどこにも書かれていないなりゆきだった。段取りよく、家族だけでの葬儀を済ませて、妻は娘と計画していた海外旅行に弾んで出かけた。妻も娘も「じゃあね、藤田さん、行ってきまーす」の、ノリである。

妻としての役割も立派にやり遂げ、長い間の、妻としてあるべき姿の束縛から解放され、ひとりの人として生きることが始まった瞬間だと思った。

この妻からは、看護師としてのよろめくような衝撃を受けた。必死で終末期の看護を計画し、実施していた自分が笑える。見当違いの思い上がりもいいところだ。知ったかぶり看護師のまま終わらぬために、立ち会わせていただいたことをありがたく思う。

夫は妻の気持ちなどかけらも知らずに天国に向かったのだろうなー。大正女性の根性と辛抱はすごい。名女優と呼ばせてもらいたい。

末期がん男性から私への遺言

どうしても家に帰りたい末期がんの男性と妻。こんな状態で家に帰るのは無理だと主治医の許可が下りず、相談窓口を探してさまよっていた。自宅近くの地域包括支援センターの看板を見て駆け込んだ。相談を受けたなじみの職員から「こんな場合どうしたらいいんでしょう」と、私に相談があった。

さてと。まずは病院のリサーチ。退院支援のための地域連携室はない。医療ソーシャルワーカーに相談してもらい、病院側から訪問看護の介入を依頼される立ち位置を取るしかなさそうと相談者に助言した。後日、病院の医療ソーシャルワーカーから、医師が無理と言っているのに退院を希望している患者さんがいるんです。そちらのお名前がケアマネジャーさんから出ていて、一度面談にお越しいただけませんか。

よし、入り口ｇｅｔ。

男性に面談し、意向と大まかな状態を確認した。

別室でのカンファレンス。参加者は主治医、病棟看護師、医療ソーシャルワーカー、ケアマネジャー、妻と私。誰も口を開かない重い空気が漂っていた。看護師は席についているが、腕組み姿勢で視線は遠くを見ている。険しい表情の主治医。

どうやら沈黙は自分が破るしかなさそう。まずは自己紹介と挨拶をした。自然と自己紹介が順番に回った。その間に、この状況の中でどう男性の意思を尊重することを前提とした話し合いに展開できるかを考えていた。相手の土俵に入ることから。それが礼節であり、あとのよきｗｉｎ ｗｉｎの展開につながる。

妻が自ら、「先生、本人が毎日面会に来るたびどうしても家に帰りたいと言い、私も連れて帰ってやりたいと思います」。と顔を赤らめ懇願する。

先生、このようなご希望が出ていますが、ぜひ先生のお考えをお聞かせいただけますでしょうか。

がんが進み食事摂取量もわずかになっている。胃ろうか中心静脈栄養での栄養補給をしなければ亡くなってしまう。今どの方法がよいか考えているところです。せん妄もひどくなってきており、退院などあり得ない。病院での医療を優先すべきという医師としての倫理観。厳しい病状も予後も理解した上で退院を希望する本人と家族。

土俵合わせ（藤田語録）はいかに。

どちらもそれぞれの大事。できれば対立しない折衷案を必死で探す。

先生のお考えはもっともです。

一週間だけ退院のチャンスをいただけないでしょうか。私たちが総力を挙げて看護を尽くし、絶対に先生にも皆様にも後悔させません！　選挙演説なみの力説。

「心強いな。よし、それならばいいでしょう」と即退院の許可をいただけた。医師も悩んでいたに違いない。妻は目に今にもこぼれそうな涙。


念願の自宅。安らぎが戻る。

夜になるとせん妄が出て、こちらの話しが全く理解もできないと看護師を困らせていた。しかし、家に帰るとぐっすり眠れ、せん妄も一度も起きないで過ごせた。食欲がまし、むしろ日ごとに元気になった。妻も調理に予想外の忙しさですと笑う。

入院中のせん妄や不眠のことを覚えていらっしゃいますかと尋ねてみた。驚くほど覚えていて一気に語り始めた。「病院は先方の都合で管理される。聞いてほしいことがある。伝えたいことがある。してほしいことがある。でも声は届かず、一方的な指示を聞き、されるままでしかない。出せない気持ちが満たされなさがどんどん溜まる。それが夜になると不安に変わり、どんどん大きくなって、奇抜な思考に襲われる。自分がおかしくなってゆくのが分かり、もっと怖くなるけれど、どうしても止められなかった」

理解できない患者という看護師が、患者を理解できていない。男性の説明はあまりに納得であり、看護師として自戒の思いだった。


「入院になった時の痛み。あれは僕の耐えられる限界を超えていた。なので、またあの体験をするんじゃないかというのが一番の心配。それだけはしっかりお願いします」

主治医と症状緩和のための薬剤やケアを入念に検討した。薬剤は奏功し、男性にも妻にも「満足です」の言葉をいただけた。病は深刻であったが穏やかで普通の暮らしが戻った。

一週間の退院という約束だった。病院の主治医に、ご心配いただいた食事量も増え、安定しています。このままご夫婦の希望通りご自宅で過ごさせていただいてもよろしいでしょうか。もしまた入院での治療が必要になった時にはご相談させていただきますと電話を入れた。医師は変化に驚いていた。「ありがとうございます。どうぞよろしくお願いします。入院が必要になった時にはいつでも受け入れるので連絡を下さい」というお返事だった。

退院から二週間経った時、男性にお家に帰ってみて、いかがですかと尋ねた。

「実は、どこかで家に帰ると回復するかも知れない、思うように自由に体が動くんじゃないかと期待していたが、そうではなかった。そのことを受け入れることができず苦しい。ただ、それでも家で過ごす一日一日は、素晴らしいと感じています」。そう話してウトウトと眠りに入る。

今週に入り、退院してから初めて夜が眠れなくなり、電気を消せない。妻を呼び続ける状態が続いた。妻も疲労でいらだって、夫婦の言い争いが増していた。

私は男性の病状と心境に変化が起きていての兆候ではないかと考えた。緩やかに衰弱が進み、眠る時間が増えている。

何か変化を感じておられるのではないですか。

男性は、目を閉じて数分思いを巡らせていた。「家にまつわる死の赤い袋があって、それをついに渡されて、開けてみたらがっかりしたんだ」。現実ではない。メッセージである。「赤い袋を渡されたんですね。もしかして、死んでしまうのではないか、そんな心配が大きくなっているのですか」

「そう、そうなんや、このまま眠ったら、もう目覚められないんじゃないか。どうなってしまうんやろ。本当にもう終わりでしかないのか」

一時間、現実と現実でないこと、そこに生じる自身の気持ちを語った。というより吐き出したというような勢いであった。ひとしきり語った後、「ありがとう。僕は全く知らなかったが、このシステム（訪問看護）は、いいもんだね。ずっと前からありましたか」。ええ、ずっと前からありました。「藤田さんにお願いしたいことがあります」。ええ、何でしょう。「僕が知らなかったように他の人もこのシステムを知らないと思う。病院には家に帰りたい人がたくさんいます。僕は巡り合えてラッキーでした。でも皆が巡り合えてはいない。どうぞ、あなたは病院で家に帰りたいと思いながら過ごす人に届くよう、僕のことも伝えていいから、これから多くの人にこのシステムのことを知らせてあげてもらえますか」

私に託された遺言のように感じた。「光栄です。お約束します。ありがとうございます」と答えたら、男性は微笑んで、また眠りについた。これが男性と交わした最後の会話となった。

そばでやり取りを見ていた妻が、結婚してもう何十年にもなりますが、主人がこんなに話したのは初めてですと驚いていた。夫婦だけになると、どちらもわがままになって、けんかばかりしてるから助かりますと笑った。

恐らく、眠れなかったのは、病状が進行しているのと、それを感じて得体の知れない恐怖や不安を感じておられるせいだと思います。ちょっと日ごとに悪くなってるからお正月まで持たないかもと説明を加えた。

奥さんにだけ甘えられるから、色々文句を言われているのでしょう。はいはい、私もそう思います。付き合える範囲でつきあいます。男ってね〜とまたまた一緒に笑った。

妻も気持ちの立て直しができていった。軽めの睡眠導入剤を追加し、夫婦ともにぐっすり眠れるようになった。主治医には毎回の訪問毎に状況の報告をしていた。意識も血圧も低下し始め、予定を早めての臨時往診をしますと連絡があり、同行した。医師から妻に、「相当厳しい状態になった。今日明日もありえます」と説明があった。妻は離れて過ごす多忙な子供たちに一斉に連絡をした。それぞれのタイミングで訪問があり、最後の時間になることを理解し、過ごす時間が持てた。

そして今日、娘夫婦が訪問した。じゃあお父さん帰るねと声をかけにいったタイミングで静かに息を引き取られた。看護師と医師に連絡があり、一緒に訪問した。旅立ちのために家族と一緒に身づくろいのケアを行った。きれいに仕上がった。妻が、わあ、なんか生きているみたいと夫の頬に触れる。

妻は息を引き取った時には少し取り乱していたが、ケアの終わる頃にはもう落ち着きを取り戻していた。「連れて帰って、けんかしながらだったけど、自分が最期まで看てやれてよかった。主人が満足した最期になって本当によかった」と笑った。

病院主治医にも、早速報告を入れた。「病院にいると分からないが、そんな最期もあるのですね。ありがとうございました」。「こちらこそ私を信頼して退院許可をいただきありがとうございました。今後ともよろしくお願いします」と伝えた。

退院から三週間。男性と妻に多くのことを学んだ。ただただおふたりに看護師としてお会いできたことに感謝の思いでいっぱいである。男性の遺言。約束を守りたい。

全てが奇跡のような素晴らしい経験となりました。

高血糖の続く男性、なぜ？

糖尿病の男性。自分たちでの内服やインシュリン管理、血糖測定ができるようになることを目的に退院と同時に訪問看護が導入された。二、三度訪問した時に、「んっ？」という感触。「んっ？」の感覚はその後も払拭されず、血糖が下がらない、食べられない、衰弱など、糖尿病以外の何かが起きている。妻は必死に医師の指示通りの管理を徹底させる。

しかし、これだけの症状と看護師の胸騒ぎだけでは、病院の主治医と危機感は共有できず、管理の不十分が原因であると新たな指示はもらえない。「絶対に違う！」。ついに、家でこのまま経過を見守るのは限界です。やや乱暴な言葉でしか主治医を引き寄せられなかった。苦労の末に入院させてもらい、精密検査の結果、すい臓がんが分かった。病院に面会に行ったら別人のようになっていた。今月いっぱいはもたないだろう。出会った時から末期がんだったのだ。

私も落ち込んだが、担当看護師のYはもっと落ち込んでいた。仕方ないよって声をかけたけど、何の救いにもならなかった。置かれた状況の中で精いっぱいできることはやった。自分を責めるのはもうやめるよう言葉を探した。「残念だね。あんなにハードルの高い血糖管理、おふたりとも必死で努力をしていた。いや……させてしまった。すい臓がんの早期診断は難しい。でも最後と分かっていたなら、もっと違う過ごし方をさせてあげたかったね」。Yはおおきくうなずいた。あとはそっと見守るしかなかった。

後日、夫の葬儀を終えた後、妻が事務所を訪れた。妻は「看護師さん力になってくれて本当にありがとう。主人が亡くなってしまったのは悲しい。けれど看護師さんがいなくてひとりだったら、医師に起きている状況をうまく伝えることもできなかった。きっと入院もできず、何が起きていたかも知ることはできなかった。毎日訪問してくれて、心強かったわ」。そんな妻の人柄も含めて看護師として残念すぎて、黙って頭を下げるしかなかった。

ねえ、Yさん、今回経験したあの兆候、感触、耳触り、肌触り、心ざわり、嗅覚を頭に刻んで絶対忘れないでおこう。医師の診断が的確にできるような伝え方も磨こうね。

「そうします」。やっとうつむいていた顔が上がり、目が合った。絶対、凄腕看護師になりたい。

何もできなくても支える

六十代のがん末期の男性。

大病院から在宅医療へのシフト。初回訪問の時、男性は明るく多弁に病気の経過やもう治らないんだと話す。私には語られるものと、感じることの不一致感があった。

少しずつ病気は進行して、男性の体力や、できていた日常生活を奪ってゆく。

同時に訪問を拒むようになった。困り果てる妻が説得しても、決して玄関を開けてもらえることはなかった。

最初に感じた不一致が一致に変わった。病院治療の場を離れての在宅医療や訪問看護は、男性にとっては命の終わりを受け入れて、残された時間をどう生きるかの道のりである。

まだ治療があるに違いない。在宅医療なんて！　縁起でもない。怒りと拒否。

今できることは無理やり近寄らないことである。

看護は必要だが、現時点での訪問はできない。一体何ができるだろう。

直接男性への看護はできないから、男性の支えである妻を支えることを考えた。

そして妻に今は入れない。けれどご本人が扉を開けてくれる時には、いつでも駆けつけます。それと奥様からの電話はいつでも受け付けます。どうぞひとりでないことを覚えておいて、困ったら電話を下さい。そう伝えて見守り、時を待つことにした。

妻から時々、つらい……と電話があった。夫が日に日に身動きできなくなり、どうしたらいいかという相談に応じ、状況を想像しながら対処の助言をした。

妻自身も、愛する人のまさかの死を受けとめざるを得ない苦しい思いの中、目の前で衰弱してゆく男性への不慣れなお世話で疲れきっていた。もがきつつ懸命に夫婦でその日を生きるという感じだった。

ある時、「主人が看護師さんの訪問を希望しています」と電話があった。急いで訪問をした。最初にお会いした時とは全然違っていて、ああ、もう終わりが近いと直感した。

食べられないから点滴をしてほしい。入院はまだしたくない。男性は最期の時間であることを自覚していた。

点滴の意味の是非はさておき、男性が点滴の実施を入り口にＳＯＳを出している。全身が弱り、脱水状態にもなっている。血管は弾力性を失い、姿も見えない。

絶対に入れて見せる。すべての意識を指先に集中させて、かすかに感じる血管の輪郭を見つけた。よし、入った。点滴はポタポタと勢いよく体に入っていった。

三日間続けて訪問をした。何も話したくなさそうだったから、話しかけなかった。男性が最後の折り合いをつけ、生き方を決めるために必要だったのだと思う。何も語らず沈黙の中で考え抜いて、男性は入院を希望した。

病院までの道のり。危ないからという周囲の反対を押し切り、まるですべての気力体力を振り絞るように、自分で運転をして病院に行った。車や運転が大好きだった男性は、それが最後の運転になることを知っていたのだろう。三日後、男性は亡くなった。

自分の最期を受容して美しく生きられる人もいる。しかし男性は最後までもっと生きたくて、もがきながら生き抜いた。そしてそれを支えた妻。

残念ながら男性は病院での治療以外には価値を置けず、生きるための支援としての在宅医療とは思えなかった。しかし男性の希望で三日間の訪問があったことに、語られなかった意味があったのだと思う。

後日、妻が藤田さんに会って話したいと事務所に来られた。私は何もできなかったという思いでいたから、面談の希望を不思議に思っていた。

妻は私に会うなり、「ありがとう」と言い、それからずっと泣いた。

苦しかったけれどおふたりとも立派でしたね。私は十分にお手伝いができませんでした。そんな話しをしたら、妻が「電話でつながっていられたこと。困ればいつでも来ていただけると知らされていて、ひとりじゃない気がしていました。それがあったから最期まで何とか夫を支えられたんです。どうしても御礼が言いたかったんです」

その後、妻はほんの少しずつ元気になり、新しい生活を築こうとしている。

何もできない……。それでも支えになるということもあるのだと、男性と妻から教えてもらった。訪問看護師の24時間の電話の意味。単なる緊急時の対応のツールだけではない。つながりが、私はひとりじゃない。いざとなれば看護師さんが教えてくれる。来てくれる。大きな存在なのだとあらためて思う。

「今何時ですか」と何度も問う患者

急性期病院。五十の外科系病床は満床だった。夜勤者三人。その日は手術も多く、異常を見落とさないこと。医師の指示通りの薬剤投与や処置を行うことに追われていた。自力でできない方の排泄や身体ケア、不調者の観察と対応。ナースコールはひっきりなしに鳴っていた。

あるがん末期の男性がいた。傷を見たり処置をするのが怖くて、なかなかそばによれなかった新人の私をいつも指名し、傷の手当てや身体ケアなどを求めた。どうして私ばかりと泣きそうになっていた。

忙しいその夜。フロアを走り回る私を探してそばにくる。そして「今何時ですか」。男性の腕の時計を私に差し出す。十九時ですよ。そうかありがとう。一旦納得して部屋に戻る。しかし五分も経たぬうちにまた、「今何時ですか」と問い、同じやり取りが繰り返された。他の患者さんの処置は時間を過ぎ、排泄をずっと待たせている患者さんのことも気になる。

多分、八回目に男性がそばにきた時。私は二十時です。他の患者さんもお待ちいただいているので、今はこれ以上、時間を問い合わせないでほしいというようなことを伝えた。男性が

「分かった」といって、背中を丸めて部屋に入るのを見た。

そしてやっと一通りの処置とケアが終わり、静かになった病棟は消灯の時間になった。男性の部屋に、失礼しますとドアを開け、先ほどはバタバタしていてすみませんでした、と声をかけながらカーテンを開けた。男性は息を引き取っていた。かろうじて声には出さなかったが、私は心の中で悲鳴を上げた。さっきまで歩いていたのに、私に何度も話しかけていたのに。驚きと混乱。時間とともに、後悔が心を占領した。ごめんなさい。ごめんなさい。ごめんなさい。放心状態で立ち尽くす私をサポートして、先輩看護師が手際よく対応してくれた。

時間をたびたび質問したのは、自分の命があまり長くない予兆を感じていた。そして何か私に言いたいか、してほしいことがあったと後になって思った。

なぜあの時できなかったのだろう。何度も時間を聞かれ「ん?」と感じた時、手を止めて病室に行き、腰をかけて、今日は時間が気になるんですね。どうしたの。そう問いかけられたら、男性の大切な最期の言葉を聞けたかも知れない。

訪問看護師になって十九年目。表れる言動の向こうに何かあるのではないか、そう直感する時は、全ての手を止めて、どうしたのと問いかけ、いつもと変わらぬ様子がないか見逃さない気持ちで観察をし、心を引き寄せて声なき声を見つけることが、私の習慣となった。

何気ない一言なのか、そうでないのかの判断をするたび、男性のことを思い出す。

五十代、末期肝臓がん患者の初回訪問

「看護師さん、医師から僕、どこが悪いって聞いてる?」「あのな、どうもないねん。治療ができへんはずないやんな」

無邪気に笑い、私に問いかけてくる。

そう思うのはよーく分かる。外見上はいたって普通で、しかもまだまだかっこいい。病気を知らなければ、町のオシャレな場所にも普通になじむ。医師に厳しい説明を何度受けても、先生からは何も聞いてないねんと不満げに繰り返し言う。

受け入れられないものは記憶に残らない。人には心の安全装置がついている。

男性の命は長くて数か月。出会えた喜びよりも、今日は、これからの展開を思い、気の重さでため息がとまらない。

私に向けられたあまりに無邪気な笑いと、人懐っこさがなおさらつらい……。

明日には気持ち切り換えます。

阪神淡路大震災

今日、あの時と同じ場所に立ち、神戸の景色を眺めていると、ふと記憶がよみがえる。平成七年一月十七日、阪神淡路大震災。

当時、私は神戸で唯一の三次救急体制である市民病院に勤務していた。埋立地に建てられた海側にある病院につながる陸からの一本の橋は、一部が倒壊し、車両の通行ができなくなった。

震度七の大揺れの後、神戸の町は燃え始めた。燃える神戸を橋のこちらから眺めていた。テレビで見る被害は現実とはすぐに信じられず、うそでしょと誰もがその先の言葉を失った。救急搬送に備え、出勤していた職員総出でスタンバイした。しかしすぐに、橋が渡れず通行ルートが失われていることを知った。上階から橋を見ると、途中までできた救急車が立ち往生をし、引き返して行っていた。

待てども患者の運ばれぬ市民病院となった。肝心なこの時に機能できない。ならばと、出動の指示が出るのを待っていた。

今すぐ、一人でも多くの命を救いたい。傷の手当てをしたい。市民病院に勤める医師も看護師も皆、そう思っていた。しかし、前例なし、想定外の事態に毎日、会議ばかりが続き、いつまで経っても指示も出なかった。無力感は深さを増した。待ちきれず飛び出して行った医師もいた。

医師や看護師だけではない。人のいる家が燃えるのを目の当たりにしながら、水の出ないホースを握る消防隊員。そこにいる人を救出も救命もできぬ救急隊員。不眠不休で対応する市役所の職員。第一線にいた人の多くもまた被災者であった。わが身を思うより先に助けることを優先した多くの人が、深い悲しみの中にいた。

市民病院にやっと出動の指示が出た時には、もう救命や傷病者の治療の急場は過ぎていた。避難所に行った。市民病院勤務を知った被災者に、「今ごろ何しに来たんや」と石を投げられた。ペアで回っていた医師と無言でその場を去った。

その後、保健所勤務となり、今度は仮設住宅を回り、安否や健康確認をした。多い日は百件以上の扉をノックした。

家を、家族を、仕事を失くした人々の悲しみや苦しみは想像以上で、行政への不満は膨らんでいた。「塩、まいとけやー」と部屋の奥から夫の怒鳴り声が聞こえたと思った瞬間に、妻が私に向かって勢いよくまいた塩にまみれたこともある。

それでも、また次の扉、その次の扉をノックして回った。不在の家には五センチ大のメモを残した。ある時、三十代半ばの男性がそのメモを握りしめ保健所に怒鳴りこんで来た。応接コーナーに招き、上司と並んで男性の応対をした。「これ書いたの誰や。この紙、税金ちゃうんか。こんな無駄遣いするより、やることあるんちゃうんか」

ご無事かどうかを心配していました。まさかそのことがあなたを傷つけるだなんて、本当にごめんなさいと、溢れる涙を止められなかった。臨月に近い私のお腹に男性の視線を感じた。

男性は驚いて、振り絞るような声で「すまなかった」と言い、席を立った。今でも肩を落として帰る後姿を覚えている。きっと大切な何かをなくしたのだろう。泣きたいのは私の方ではなく男性だったに違いないと思う。

そんなつもりでなくても、時に支援という無神経が、人を傷つけることを痛感した。命や傷の急性期の第一段階、食料・排泄・清潔・仮住まい確保の第二段階を過ぎると、失くしたものの悲嘆、将来への不安が大きくなって押し迫る。それは時に不満となり、支援にあたる一人の行政職にも向かう。

もちろん被災者への手当てが最優先である。けれど被災者の健康や生活再建に必死になる人々へのケアも同じくらい大事である。その時は、自分に手当てがいることに気づけないから、ずっとずっと後で、その傷が心や体の痛みとなって現れる。

もう二十年以上も前の思い出。

全国各地で続く震災。阪神淡路大震災の教訓は、生かされているのだろうか。

三十年間の夫への復讐

大正生まれの八十代の夫婦であった。
夫は一代で食品関係の会社を立ち上げ、家族に不自由をさせたくない一心で、身を粉にしてひたすら働き、成功させた。仕事でも家庭でもワンマン路線だった。妻は心の通わぬ夫との関係を寂しいと思っていた。しかし、口にすることはなく辛抱を重ねた。

もう三十年以上前、夫が妻を裏切る出来事があった。その時ばかりはつらさに耐えられず、夫に問いかけてみた。「何が悪いんや!」と夫は開き直った。妻はそれ以上は何も言えず、何事もなかったような年月が過ぎていった。
そして夫婦が八十を過ぎ、夫の末期がんが見つかった。入退院を繰り返した末、治療は難しくなった。夫が何かを要求すれば、即応じる。とても真似できない献身的な妻ぶりであった。

妻は時々、私の頬をなでながら、あなたは若くて自由でうらやましいわ。目を細めて言う。妻の私の頬に触れる手は優しかった。大正に生まれた妻の女性としての生き方に触れるような瞬間だった。籠の中の鳥が籠の外に羽ばたきたくて、でも羽ばたけない。妻は自由そうに見える私をうらやましく感じているようだった。

転機が訪れた。夫は自分の病状を医師から聞き、どこでどのように過ごすかを考えた。そして、最期は家で迎えたいと希望した。

妻は顔を真っ赤にしていやだと言う。表面的には療養や介護の負担を理由に上げたが、どうもしっくりこない。妻と何度か話すうち、ついに閉じていた心の扉が開いた。三十年前の出来事。当時と全く変わらぬ、夫への怒りと悲しみ。時は過ぎても感情はそこにとどまったままであった。

穏やかだった妻は、別人のように取り乱した。そしてそれは初めて夫に向かう。

裏切りの話しも出たが、あなたは仕事仕事で一度も私の気持ちなど考えたこともなかったでしょう。裏切りのことを言っているのではなかった。妻は夫と心を重ねて一緒に生きたかったのだと思った。

夫は自己主張も、ましてや口答えなどしなかった妻の初めて見る姿に動揺した。目を丸くして、「今さら何を言ってるんだ!。もう三十年以上前のことじゃないか」

私の訪問中に始まった夫婦喧嘩。止めることも帰ることもできず、部屋を出たところの廊下でふたりのやりとりをただ見守った。小声で私失礼しましょうかと声をかけたら、妻がそこにいて下さいと言った。もしかして妻は私なら分かってくれると援軍を得たような思いで、このタイミングに初めての夫への本心を切り出したのかも知れない。

「夫の最後の願いをかなえないこと。それが長年の夫への仕返し。やっとこの時がきたの」

もう標準的な看護の域をこえて、私は看護師なのか妻の親友なのか、ただの人なのか……そんなことをぼんやり考えていた。


いよいよ、最終的な決断をするタイミングになった。「奥さん、私は奥さんが決めたのなら入院でも家でもどちらでも応援します。でも何年ものご苦労の末だからこそ後悔のないよう決めてほしいと思うのです。絶対家はいやというお気持ちに変わりはないですか。ご主人の最後の願いになるでしょうから」と問いかけた。

同席した長男は母の苦労を知っているのだろう。口を挟まず、優しく母を見ていた。「絶対、家では最期を迎えさせない。変わりません」。冷静な決断ではない響きが気になったが、それ以上踏み込むのはやめた。


入院の手配をした。ご本人が家で過ごすことを希望しているのに、症状緩和は在宅医療でできないほどなんですか。いえ、そういうわけでなく、先生のご意見はもっともなんですが、しどろもどろの説明。でも決定的に大事なことでした。意味不明の説明で医師が腑に落ちるはずもない。まあよく分かりませんが、受け入れの準備をしますね。

入院後、夫の様子が気になり面会に行った。ドアの外から見える男性の姿を見て、ノックするのをためらった。妻の面会はなく、夫は広い病室に一人、天井だけを見つめている。少し衰弱も進んでいる。

何分経っただろう。やっとノックをして「○○さん。訪問看護師の藤田です」。語る相手を待っていたかのようにすぐに語り始めた。

どうしても分からないんです。何が悪かったのか。妻のために家族のためにひたすら働いてきた。分からない……。何が悪かったのか……。繰り返した。私は何も言えなかった。

夫が眠りにつき始めたタイミングで、そっと退室した。そしてその後、永眠したと病院から連絡があった。

妻はあれでよかったのか。元気にしているだろうかと気になり、何度か家の前から様子をうかがった。雨戸がずっと閉められたままの日が続く。一か月後、勝手口の扉が開いて妻が出てきた。洗濯物を干している。いつもきれいにしていたのに、身づくろいも忘れてしまったのか。表情も別人のように変わっていた。声はかけられなかった。

妻の一番の願いは、夫への仕返し。けれど本当は、妻のつらかった、夫を愛していた気持ちを理解しての、謝罪と感謝の言葉。そして自分も夫を許し、長年願ってきた夫と心を重ねて生きたいということだったのではないか。乏しい想像力を巡らせた。

妻は最後に夫にチャンスを作った。けれど夫は気づくことも変わることもできなかった。

今からでも妻には自分をそして幸せを生きてほしいと願う。

「最期まで家で診られます」と言ったのに……

大事にしまっておいた手紙を読み返す。差出人は十年前に担当した患者の妻からである。その妻ももう亡くなった。

当時、病院ではなく家で最期を迎えたいと希望した八十代男性。慢性の持病と老衰による終末期だった。入院前に診ていただいた診療所の主治医は診療時間内の定期の往診しかしていない。退院前にご本人、ご家族から「もう入院はせず最期まで自宅で過ごしたい」という希望を伝え、先生が対応できるか、きちんと相談することを勧めた。「お引き受けします」というお返事に驚いたが、男性と家族は、それは喜んでいて、この方だけは特別なのだろう、わざわざ水をさすこともないと、イヤな予感はしまい込んだ。

いよいよ週単位の段階となった。往診時間に同席をさせていただく承諾を得て、主治医の到着より先に訪問をした。医師は聴診器をあてて「変わりないですね」と言って、退室した。今後についての説明は全くなかった。玄関を出た医師を追いかけて、「先生、今一度、最終段階の確認をさせていただきたいです。最期まで自宅で看るという方針にお変わりはないですよね」と質問をした。すると医師は「死亡確認はしません。病院に急変搬送して下さい」。「え、先生、それは事前のお約束と違う」。医師は同行した診療所の看護師と顔を見合わせた。看護師の「あなた。医師の指示ですよ！」の容赦のない言い方に、場を展開する言葉を見つけられず、ひとまず引き下がった。再び男性の家に戻った時、私は男性と妻にそのことを伝えられなかった。

次の往診までに気と策を立て直した。医師が家に入る前に「先生、ご本人もご家族もこのまま先生に最期まで診ていただけると信じています。自宅での看取りはできない。病院搬送のお考えをどうぞ男性と家族に伝えてほしいです。お願いします」。無言で通り抜け、自宅に入って行った。願うような思いであった。往診には妻だけでなく、子供や孫がそろっていた。医師にできぬ看取りを強要しようなどと思ってはいなくて、正直にできないと知らされれば、本人の願いをかなえることを優先して可能な主治医を探すか、主治医の方針に従って救急搬送をする、入院することを選択できる。それを大事にしたかっただけだった。

やはり医師は何も言わずに帰りかけたので、「先生、最期まで家で診るのは難しいのですよね」。勇気と声を振り絞った。何も答えず怒りをにじませた表情が『余計なこと言うな』と言っている。医師はそのまま帰って行った。私は、男性と家族に心配をかけないよう「大丈夫ですからね」と声をかけ、いつものケアを行った。家族は私に何も言わなかったが、後になり、実は私の苦戦に気づいていて、願うような思いで道が整うのを見守っていたと知った。

ここから、私の歴史に残る調整になった。人格を疑われると思うが、時効ということでお許しいただきたい。

私はその時がきた時、男性や家族に「医師の指示ですから」と救急搬送をすることは、どうしてもできなかった。どうする、どうする、どうする……。

男性にはもう一人、往診している医師がいたことを思い出した。

主治医を立てつつ、もう一人の医師にも迷惑をかけず、最期まで家で過ごせる方法を探した。時計を見た。午後の診療が終わったばかりの時間。もしかしてまだ電話がつながるかも知れない。「先生、○○さんのことでお願いしたいことがあります」。「どうしたん、藤田さんがめずらしくえらい深刻な声やな」。気持ちはもう精いっぱいだったが、重苦しい声になれば引きが入る。平静を装いながらの声のトーンにしていたつもりだが、もう十年以上もお付き合いのある医師だからすぐ見破られた。「もし主治医が無理な時間にお亡くなりになり、先生が対応可能な時間であれば、死亡確認をしていただくことはできますか」。しばらくの沈黙があった。きっと男性や家族、私に起きていることを想像していたのだろう。けれど何も質問はせず、「主治医の依頼であれば引き受けますよ」。「ありがとうございます」

さて次。

大きく深呼吸をして、主治医に電話をした。「入院のご指示は心得ています。指示をいただきながら、ご本人、ご家族を説得しきれずに申し訳ありません。引き続き、入院をお勧めします」と、しない嘘をついた。

「でも、もし救急搬送が間に合わずお亡くなりになってしまった時、○○先生がもし先生がかまわなければ死亡確認のご協力は可能とおっしゃっていただいていますが、よろしいでしょうか。もちろんそのようなことがないように努めますが、万が一の時に先生にご迷惑をおかけしないようにしたいと考えています」

不機嫌ではあったが、「あーどうぞ」。飛び上がるような気持ちを抑えて、静かに「ありがとうございます」と電話を切った。そしてすぐ、もう一人の医師に、「主治医の先生がよろしくお願いします」とおっしゃっていましたと伝えた。「そうか、ならば明日でも診に行っておかないといかんね」。「ありがとうございます。どうぞよろしくお願いします」

そして続けて家族に電話をかけた。「主治医の先生は自分だけだと不足があるといけないから、○○先生にもご協力いただくことにしようということになりました。調整に時間がかかり、ご心配なさったでしょう。もう大丈夫だからご安心下さい。残された時間はわずかだと思います。どうぞ心残りないよう、大事な時間をお過ごし下さい」

調整が整った、と同時にひとしきり泣いた。ハザードランプの明かりが暗くなった住宅街に点滅していた。

翌日、もう一人の医師の臨時往診に同席した。「先生、本当にありがとうございます」。深く一礼をした。

そして準備が整うのを待っていたように、男性はその日の十九時三十分、妻、子供、その配偶者、孫も全員そろって見守られる中で息を引き取った。妻からの連絡を受けてすぐに訪問した。広い和室の真ん中に男性のベッドがあり、その周りを妻、子供たち夫婦、孫、二十人ぐらいはいただろうか。幼い子供も命の終わりを子供なりに感じているのか、いつものように走り回ったりせず、正座をしたり、母の膝に抱かれて男性を静かに見守っていた。

主治医の診療所は十九時の診察を終えて留守番電話になっていたので、もう一人の医師に電話をした。まだ診療所だからすぐ訪問できます。そして死亡確認とご本人とご家族の望みがかないよかったですね。穏やかな最期でしたと優しく声をかけていただいた。

後日、亡き男性と家族にご挨拶にうかがった。妻だけのつもりだったが、たくさんの家族に迎えられ驚いた。別れの悲しさより、悔いのないご家族の思いが語られた。男性とご家族の願いがかなえられ、本当によかったです。お会いできて光栄でしたと感謝を伝えた。

帰り際に手紙を渡された。妻の名前で書かれていたが、家族の方が代筆していた。渡された手紙にはこれまでの男性の歴史が綴られていた。そして、「大切な夫、父の最期の時の願いをかなえられ本当によかった」という言葉とともに、「これが看護というものなんですね」という言葉が添えられていた。一度もそれを話したことはなかったのに、妻には私の苦しい水面下での調整と苦悩をとっくに悟られていた。そして妻は家族にそのことを話していた。こみ上げる気持ちがいっぱいで、何も言葉が見つからなかった。過分なお言葉をありがとうございます。心の中で繰り返した。

看護師による死亡確認が試行されようとしている。課題も多く、反対意見も多い。でも私はこのようなことが繰り返される時、看護師が死亡確認さえできたらと思わずにはいられない。

駆け出しだった頃に病棟で出会った患者

今でも時々、病院に勤務していたまだ二十代の駆けだし看護師だった頃担当した、がんの終末期の男性患者さんの最期を思い出す。勤務していた病院は、主治医と同じように看護師も患者一人ごとに担当制であった。

私は、忙しい両親に代わって三人の兄弟を育ててくれた祖母を亡くし、数日の休暇のあと、出勤した。

こんにちは。まっさきに男性の病室に向かった。お久しぶりです。男性はのどに管が入り喋ることはできなかったけど、おー、おーと目を細めて、それはうれしそうな表情を浮かべた。

私は男性のベッドのそばに腰かけた。沈黙が続いた。その沈黙の中に、何か強く働きかけてくるメッセージを感じる。何だろう。

そして、直感と行動が同時に起こった。「もうがんばらなくていいんですよ」と静かに伝えていた。

男性は目を丸くして私をじっと見ていた。次第に目に涙が溢れ、大きくうなずいた。苦しさに耐えていたように見えていた表情が安堵に変わった。

何分、そこに居合わせただろう。

男性はペンと紙を指さした。私はキャップを取ったマジックを男性の右手に持たせ、ホワイトボードを書きやすい位置に差し出した。

息切れがして、文字を書くのも休みながらだった。

私は彼の書く、一文字ずつを見つめた。

あ　り　が　と　う

それだけを全力込めて書いたあと、男性は一生懸命、私に話しかけた。その言葉はもはや聞き取れなかったが、どうしても伝えたい気持ちだけは受け取りたくて、うん、うん、分かったよと答えた。すると。大きな一息をついた。同時に全身に入っていた力がみるみるうちに抜けていった。

それは確かでも不確かでもある感触なのであるが、男性はもうとっくにがんばれなくなっていた。がんばり続ける苦しみを理解し、もう十分にがんばったことを認め、もうがんばらなくていい。その言葉を待っていたのだろうと思う。男性がスースーと寝息を立て、眠りについたのでそっと部屋を出た。

当時、医師からの病状説明より先走り、まして患者の希望を失わせるようなことを伝える権限は看護師にはなく、後で主治医にも婦長にも呼び出され、そりゃー叱られた。でもなぜそう思ったか、なぜそんなことをしたのかと聞かれても、理由は自分でも分からなかった。

勝手なことをしてしまったと謝罪した。けれど、あの時、あの言葉を逃す選択は、私にはなかったと今でも思う。

それ以降、さらに男性は命の終わりへと向かい、意識も失われていった。私は、ただそばに座って見守った。そして数日後、静かに亡くなった。

今でも時々、病室のドアを開けた時の表情、息づかい、数分のやり取りを鮮明に思い出す。ありがとうと書いた後、男性は必死で何を伝えようとしたのだろう。かなわなかったが、本当はとても知りたかった。

私の今の看護につながる出会いだった。

今日の出会いと語り

「震災さえなければ」。母の口癖でした。あの日に父を亡くしました。忘れかけていた記憶が蘇る。阪神淡路大震災。平成七年一月十七日。神戸の街は大きく縦横に揺れ、壊れ、燃えた。

母はそれからしばらくして、物忘れが始まりました。行き先を忘れたり、降りるバス停を間違えたり、そのうち、ひとりの寂しさに耐えきれなかったのでしょうか、一人二役のひとりごとを言うようになりました。

大きな声でした。内容は支離滅裂でした。病院にも通いましたが、診断名は分からず、お薬を飲むと一日中ぼんやり過ごすようになり、やめてしまいました。

二年ほど過ぎたでしょうか。二役のひとりごとは、私に向かうようになりました。私を置いて仕事行くんか。罵声が続きました。寂しい、悲鳴のようでした。私も働かねばなりませんでした。それでも落ち着いている時もあり、何とか暮らしてゆけました。

八十五歳を機に、体のあちらこちらが痛くて動けない日が続き、全てを手伝わなければならなくなりました。

それから十年。少しずつできないことが増えてしまい、最近は腰がすくんで歩くのがやっとになりました。自分の足で歩いているのか、私の支えに体重を預けて、私の力で歩いているのか。私も歳を取り、腰を痛めてしまい、これからどうなるんだろうと先を思うようになりました。


母の笑う時ですか。ああ、そうそう洗面所に行った時は鏡を見て、にっこりします。洗面所にあるものをあれこれ夢中で眺めては、触っています。

今は半分施設に泊まらせていただいて、私の具合が悪かった時は、一週間も預かっていただいて、だから持ちこたえられています。家族には介護を分担できる人がいなくて、一人なんです。


最期まで家でみてやりたい。そう思うんです。理由ですか。あたりまえにそうしたいと思っていましたが……。

母がまだ会話ができた頃、「家がええ」と何度も言っていました。それが母の願いでした。震災でどこが家なのか、分からなくなりましたが、やっとたどり着いたこの家から、もうどこにも行かせないでやりたい。

娘は震災から二十年余りを語る。そのそばで、何も言わず、ただ笑いながら大正生まれの母が見つめる。

母と娘の生き抜く今と歴史に圧倒され引き込まれる。

ご苦労がありましたね。お母さんも娘さんも立派です、としか申し上げようがない。

えっ、そうなんですか?と、つぶやいたあと、いつから溜まった涙だろう。溢れ出し、しばらく無言の時が過ぎた。

顔を上げた時、娘さんの表情は明るくなっていて、「看護師さん、来ていただいてありがとうございました。まるで闇に光が差し込むようです」

静かに全力を尽くしたい。空を見上げて大きな深呼吸一つ。

相談する人がいなくて

見覚えのない電話番号から着信。遅い時間に誰だろう。以前に夫の世話は全部自分でできるから、訪問看護なんていらないと言って、利用に至らなかった妻からだった。一度、連絡した時の私の携帯電話番号をいつかのために登録していたらしい。

病院の消灯まで夫のそばにいて帰りが遅くなった様子。こんな時間にすみません。お電話なんかしてすみませんばかりが繰り返される。気持ちを押し殺したような切羽詰まった声。何かあったのだろうと思った。何か困ったことがあったんですね、と声をかけた。そうなんです。ご迷惑とは思ったんですが、他に相談する人がいなくて。利用者ではないが何やら深刻そうな気配。続きを聞くかどうかためらったが、どうせ続きが気になる性分なのを自覚している。仕方ない。帰り道の足を止め、どうしましたかと問いかけた。

主治医の先生に早く、胃ろうか中心静脈栄養か何もしないか決めるように言われているが、どうしたらいいか分からない。今にも泣きだしそうな声に変わった。

私、信じられないんです。入院前までは普通に食べていたのに、もう食べられないと言われても信じられない。聞けば、入院して二十日以上絶食で、末梢からの静脈点滴のみ。一日ずつ弱る姿が目に浮かぶ。ご本人はどう言っていますか。絶対に食べられるようになるから、とにかく早く家に帰りたいと言っています。

胃ろう、中心静脈栄養、何もしないってどう違うのですか。違いを説明した。胃ろうはもし食べられるようになれば使わないことも、抜くこともできます。え、そうなんですか。

多系統萎縮症。話しを組み合わせると恐らく終末期。ジワジワと下降してきていたのだろう。しかし、三週間以上の絶食の理由をあれこれ思い巡らせた。事情が分からないけどもったいない。迷っているなら、胃ろうを選んで早く栄養を入れないと回復の可能性が低くなってしまう。

あれだけ帰りたいと本人が望んでいて、連れて帰れないと私はずっと後悔する。連れて帰りたい。でも二時間おきに吸引しないといけないと言われ、とても無理だと感じている。同じ話しがグルグル回る。きっと色々同時に決めなくてはいけない状況と気持ちが混在して、何を悩んでいるかも分かっていない。

相談相手がいない。「ええと、病棟の看護師さんに相談はされましたか」。「お忙しそうで、何度も声をかけたけれど、私もどう相談したらいいか分からず、そのうちにどこかに行ってしまわれて、声がかけれなくなってしまって」

迷惑を何度も謝りながら、話し続ける。皆さん、ここからどうやって決めて、どうしていますか。


ここでこれ以上の時間を費やしても、きっと前には進めないだろうと思った。

お返事はいつまでですか。来週中です。


分かりました。私はご主人を知らないので、一度お会いして、それでお話しの続きをお聞きしますね。答えは分からないですが、決めるために少しお役に立てると思います。以前に訪問看護を利用されないとおっしゃっていましたが、こういうことをギリギリになる前に一緒に考えることができたのですよ。今度はご縁があるといいですね。


分からなかった。こんなことになるなんて思いもしなかった。あの時、お願いしていればよかった。とても一人で決められない。

やっと仕事を減らして空けていた月曜日のスケジュールの隙間に面会の約束をした。

いいんですか、とやっと明るい声に変わる。一人で決めなくていい。それだけで、とりあえず今夜はこれで眠れるだろう。少々気は重いけれどしゃあない。とにかく病室に行ってみよう。

一年間で同じような相談を数件受ける。走り回る看護師に相談できない躊躇も分かる。この選択が難しい。できれば医師の説明の後、悩まれているんじゃないですかという看護があるといい。食べられなくなった時、医師から告げられたあとの三つの選択肢。どれだけ決められないで困っている人がいるんだろう。

第6章 私と家族

日々の日常に散りばめられているかけがえのないもの

「給料を今の二倍出すから、ステーション立ち上げてくれない？」

数年前、親しくしていた診療所の医師からありがたいお誘いを受けた。

おお、お金にも（笑）、気心知れた医師と一緒にも、一瞬、目がくらんだけれど、答えは決まっていた。

ありがとうございます。でもごめんなさい。それは残念そうにする医師に何度も頭を下げてお断りした。

何が引き換えだったたか。これだけは手放してはならない。ささやかで大事なこと。

それはまだ小さい子供たちへの

「行ってらっしゃい」

ステーションを立ち上げて数年。子供たちにおかえりも、時にはおやすみさえ言えない生活が続いていた。でも、今の職場は通勤時間十五分。子供たちを送り出してから、私が最後に家を出ることができる。

子どもたちへの「行ってらっしゃい」は、母である私にとって宝物だった。

人手も増えて、少し余裕ができた頃、子供たちは私の背を追い抜いていた。あのさあ、小さいころ子育てちょっと足らんかったから、今から挽回させてね、と言ったら、ふたりの子供は、いいけど……と見あわせて笑った。抱っこさせてなとくっついたら、マジキモイ（笑）。真剣取っ組み合いでは、手加減されるようになっていた。

かけがえのない幸せって、特別なことでなく、日常の中にちりばめられている。

子どもたちの帰りが遅くなり、今は時々、おかえりも言える日ができた。
おかえりは子供たちのサインが凝縮されている。
無言の帰宅
ただいま！
ただいま〜
今日、ばんごはん何？
今日のお弁当どうやった。おいしかった！　おおお、どれどれ、どのおかず？　ゆで卵

――、それとウインナー。え、それ作ってないやつやん。

ねえねえ母、あのな今日な、次から次に話題は尽きない

ちょっとくじけたことがあった日は、帰宅し部屋に入ったまま出てこない。

「どうしたー、何かあったかい」と部屋の外から声をかける。別に。ほなおいしいうどん作ったから食べ。しぶしぶでも温かい食べ物がお腹に入ると、力が戻る。

色々なことがある。けれど、何とかなって、無事に一日を終えることをありがたく思う。

こんな日常が看護師としての私の原動力になっている。

看護も子育ても不思議と私には同じところにあって、とても大事なものなのです。

亡き母との十年間の介護から

忙しさを理由に散らかり放題の自室の掃除中、積み上げた書類の中に紛れていた亡き母の新聞記事を見つけた。当時は数少ない女性議員だった。

諸事情あって母の人生は転落し、全てを失くした時期があった。私は変わりゆく母がさぞかし悲しいだろうと思っていたが、母は初めて自分らしく生きていけるとつぶやいた。残念ながら私はわずかも引き継がなかったが、才色兼備に生まれた母は、幼い頃から親の期待を背負い、次第に期待に沿う生き方を選ぶしかなかった。他者の期待通りに生きることを身につけ、本来自分が何を望んでいるのかも分からなくなっていったのだろうと思う。

年を重ね、がんや脳出血、数えきれない慢性疾患を発症した。おまけに認知症も加わった。十年間、休みはすべて神戸から高知に帰っての遠隔介護を続けたが、そもそもわがままな性格に加えて、認知症もひどくなり、転倒も繰り返すようになった。ついにくじけてイヤがる母を施設のショートステイに預けることにした。苦労をした母の望むようにしてやりたいというのが、私の一番の願いではあったが、幼い子供たちの子育て、仕事とのトリプル。私には母の生活を施設に委ねての休憩が必要だった。

母は施設入所はずっと拒んできた。不足でもいい、別に介護も無理してもらわんでいいから、家におらせてと主張した。しかし、母の要介護状態でサービスだけで生活を成り立たせることは難しく、私が結局放っておけなくなる。お願い、母さん、私のことも理解して施設に少しだけ入ってよー。相談は決裂のまま、ほぼ強引にショートステイに連れて行った。毎日何度も、昼夜無関係に、「家に帰りたい」と電話があった。「家で自由に過ごすことが私の砦」ということも知っている。認知症が進んできたからなおさら住み慣れた家にいたいことも知っている。だけど、私は限界に達していることも分かってほしい。そんな悲しさや怒りで、「母さん、もういい加減にして！」と電話を切った。

まさかの三日後、母は突然の急病で亡くなった。母の持ち物の財布には、私の電話番号と公衆電話用の小銭が残されていた。死に顔を見て、職業柄、最期に何が起きたのか、どんなに痛みが大きかったのか想像がついた。

あまりにショックが大きく、私はその後三年間ほど現実を受け入れられず、心の奥に封印した。あれだけ施設を嫌がり帰りたいと言っていたのに応じてやれなかったのか。優しくできなかったのか。最後となった時間を施設で家を思いながら過ごした母の気持ち。母の望むことをかなえてやりたいと思っていたのになど次々と浮かんでは、後悔や自責が続いた。

三年経ち、私の中に自然に母とのことをひと区切りしたい気持ちが生まれたのか、少しずつ母のことを思い出すようになった。そして、ある時、突然泣けてきて、一晩中泣き通した。わがままと認知症。娘より自分中心。遠隔介護でしかもトリプル。もう限界、もうつき合いきれんと思っていたのに、後になって思い出すのは母のいいことばかり。

帰ると伝えた日は楽しみで朝から車いすで道路まで出ては待ち、まだと分かれば家に戻っての繰り返し。車が見えたら大きく手を振って、満面の笑みで待っている。道路のほぼ真ん中、車が母を避けてくれながらの徐行運転。危ないやんかと、喜びの対面のはずがまた最初からケンカ。障害年金頼みの節約生活なのに私が帰るとなると、近所のお店で牛肉を買い占めてくる。他にもあれもこれも私や子供たちにと、車いすに座った膝の上に山積みの買い物。いや、それ結局私が後でお金足すことになるんやから、いらんてば。またケンカ。

まだぐずぐずと気持ちに折り合いがつかないでいた。それを見ていた長女。まだ生後間もない時から遠隔介護に連れられて、今は中学生になった。「あのさ、母の気持ちも分かるけどさ、何でいつまでも悲しむん。おばあちゃん、母さんがお世話して家で暮らせたこと、一緒におれたこと喜んでるし、今頃気にせず笑ってるで」。「えっ、何でそう思うん」。「だってそうやもん」。長女は確信に満ちている。

不思議にこのやり取りが腑に落ちて、あっそうか、みたいな気持ちに変わっていった。「じゃあ今度、お墓詣りにでも行って顔見せてくるか」。「そうやで、それが一番うれしいと思う」。救われた。今も残念さが全くなくなったかというとそうでもないが、私は自分を責めることはなくなった。最後の願いはかなえられなかったけれど、他人の期待に応えて生きるしかなかった母が、自由でいられる生き直しの十年。精いっぱい支えてきたのだと思える。

小さな時から子育てはほぼおばあちゃん。最後までわがままだった。それでも私はずっと母が好きで、かけがえのない存在だったのだと、今さら気づく。

そんな当事者でありながら、私は訪問看護師としての毎日を過ごす。わがままだった母のおかげで、わがままな父や母を看ている子ども世代とは親友になれる。家で最期までと願う本人・家族に思いを重ねることもできる。そしてまたそれをかなえられなくても折り合いのつく道探しを一緒にすることもできる。他にも母と共に過ごした時間の中で学んだことが、今誰かへの力に変わる。

二十三歳の闘い抜いた最後の時間

父に憧れ、国のために仕事をしたい。猛勉強をして大学卒業と同時に念願の国家公務員になった。そのわずか八か月後、がんと診断された。すでに発病から時間が経っていた。

最初は治るがんとの診断。回復を信じて抗がん剤の副作用に耐えた。がんが小さくなるのを待って手術を受けて、がんを切除する……はずだった。

抗がん剤治療が始まり、しばらくした後、がんの画像診断と血液検査から「何だこれは、何が起きているのだ」。腫瘍内科の主治医は大混乱していた。抗がん剤より先に手術か外科医に方針を相談した。外科医の「こんなんで手術ができるか！」。怒鳴り声は本人の病室まで筒抜けだった。その後、主治医は本人のそばに腰かけて、そのままを説明した。「え、どういうこと。治療ができないということですか」

うなずき、うなだれている主治医に、それ以上は質問できなかった。

初めて、彼の父から私に相談があった。混乱していた。「一体、何が起きているのか教えて」。乏しい情報で解釈のしようがない。他に先生は何か言ってなかった？　メモされた単語を繋ぎ合わせて、「診断されていた一つのがんだけでなく、もう一つがんが見つかった。予定していた治療を変更する。治療がないわけでなく、今からその状況に合わせた治療法を探し、行うということだと思う」など、起きているだろうこと、医師の説明しようとしていたことを、想像をめぐらせて素人に分かるように説明した。

「ああ、そういうことか、やっと分かった。落ち着いたわ、ありがとう」。この時点で私は嫌な予感がしていた。

的中してほしくない予感が的中した。あとで見つかったがんはレアながんで、治療方法が確立されていない。何をしたらいいのか分からない。でも確立されてないから、何かがヒットする可能性もある。ありとあらゆる治療が実施されたが、効果はなかった。

大量のステロイド投与。普段通りに会話し、運動不足になるわと病棟内を歩き回る。病院食だけでは足らないほどの食欲。ステーキ、かつ丼、カレーライス。父はできることは何でもしたい。毎日毎日の差し入れに忙しい。元気で食べている姿がメールで送られてきた。ステロイドの効果による魔法の時間。回復と感じるのも無理はない。

不調の波が訪れた。本人が気弱になってるから、絶対治ると言ってやってくれ。看護師からの言葉は励みになると思う。頼むわ。
翌日、病院で面会した。触れた肌から感じる底力。絶対回復できるという確信にも似た感触があった。「今は治療が見つからずもどかしいやろうけど、必ず、治るから体力つけて待とうね」。結果的にこれは嘘をついたことになる。

静かな時間は続かなかった。がんの進行だけでなく、抗がん剤の副作用が効果より増してくる。父から聞く主治医の説明に治療の限界を伝えているのだと理解した。医師も1％の回復の可能性までは否定できない。ならば治療を続けると彼は希望し、さらに闘いは厳しいものとなった。

私は何度も伝えようとしてはしまい込んできた、緩和医療への移行を一度だけ提案することにした。最後の力を、無駄となるであろう副作用との闘いに使い果たすことなく、せめて身体だけでも穏やかに過ごすこと。父に、もうがんばらなくていいと伝えて息子と話し合うこと。命の長さはもしかして緩和医療の方が長いかも知れない。
緩和医療の提案は父の気持ちを乱すことになった。緩和医療の解釈は、まだ一般的に回復の対極にあり、緩和医療の選択は回復や生存をあきらめることになる。到底無理で、自分が必死で並べた言葉がむなしく感じた。

父は、それでも多くの情報、選択肢を正しく理解して、最善を選択しようと必死だった。ありがとう、教えてくれて、考えてみる。そして翌日、緩和を選ばないことにしたと返事があった。父としては、もう治療との闘いはやめてくれた方が楽。けれど、たとえ緩和医療を選択し、神様が与えてくれた痛みどめで彼が安らかになろうとも、主治医との話し合いの中で、わずかでも可能性があるなら痛みを取ることよりも闘いたい。選んだ息子の生き方を見守り、支えたい。父の決心は深く、重かった。

神様のくれた痛みどめで、安らかな最期を過ごしてほしい。それは私の勝手な願いである。そう、ならば応援するしかないね。ごめんね、私の勝手な価値観なんか、口にしちゃって。そう言いながら、納得と不全感が、自分の中で行きつ戻りつしていた。

再び違う種類の抗がん剤治療が開始された。すぐ呼吸困難が悪化、治療は中止され、モルヒネが投与されたと連絡があった。翌朝、急変し、病院からの知らせで駆けつけた家族に見守られ亡くなった。

父は私の兄である。二十三歳の彼は私の甥である。

この六か月、甥の闘いを見てきた。がんの診断にショックを受けたが、治療可能と説明され、立ち直った。抗がん剤治療に耐え、いよいよ手術の段階で、もう一つのがんが発見され、しかも治療法がないと告げられた。主治医も必死に可能性がないもの以外の抗がん剤を試した。期待する。しかし効果がないと知らされるたび、また絶望の底に飲み込まれそうになる。そんな連続だった。甥は他人を思いやる優しい性格だった。イケメンの上に笑った顔は周りの人を和ませるほどだった。そんな甥は最後まで親の前でも、医師、看護師の前でも取り乱すことなく、いつも笑って、大丈夫と言った。誰にも奥底にある苦しさをぶつけることもない。その苦しさや恐怖は想像の域を越える。

兄が、気休めはいい、看護師として教えてくれ。主治医の説明を正確にメモに取っていても、つまりどういうこと。主治医が配慮して言葉を選んだことで、兄の知りたいその意味をぼんやりさせていた。言葉につまる。しかし、知りたがっていることを伝えること、それが私にできることだった。

一見冷静な言葉のやりとりとは裏腹に、聞こえてくる兄の「助けてやってくれ」心の悲鳴。私の悲しみなど、甥や兄のかけらでもない。けれど、私は私なりに苦しさがあり、叔母、妹と看護師とを行ったり来たりしていた。

一昨日、通夜、昨日葬儀を無事に終えた。しかし、日々に経験する高齢者の大往生の別れとは違う。順番違いの若き甥の死に呆然としていた。兄を見た。昨日まで闘いのさなかにいて、まだ気持ちの整理もついていない。いつから寝ていないのか、憔悴しきっている。

喪主。容赦なく様々な段取りが続く。遠方からかけつけてくれたたくさんの参列者への気配りも抜かりない。

誰もいないタイミングを見つけ、お兄ちゃん……と小さな声をかけた。「ただ、今は眠りたい」と目を閉じた。「あんなこと限界、限界だ」。顔をゆがめた。何も言わずそばにいるしかなかった。

何分そうしていただろう。兄は顔を上げ、「いつも分かりたいことを教えてくれて、ありがとうな、きつかったやろ。せめて親として子供に起きていること、医学的な知識を全部理解していたい。その上で決めたい、支えたい。そう思っていたから助かったよ」と言った。

今はまだ二十三歳の無念の死を完結できず、語れるに至らない。看護師として不全感の正体も不明のまま。でも忘れないうちに今、綴っておく。

甥のやり遂げたかった国民のための仕事。その志を少しでも代わって実現しようと思う。

義母からの贈り物――お願い、そっとしておいて

寒さが本格的になってきたせいか、命の力が冬の寒さを越えられず、長い生を終えて亡くなる高齢者が続く。この二週間で亡くなられた高齢者の方は八名。望んだ家での最期だった。それぞれの最後の生の時間を苦しくなく、ご家族が悔いないように支えるのが訪問看護師の仕事。何度経験しても重みがあり、担当看護師と共に連日、全力を尽くすという状況が続いた。

私は仕事では所長、訪問看護師であり、家庭では妻、母親、嫁、娘である。今年はここまで公私絡み合い、歴史上最強の忙しさだった。体力、気力がすり減って、下限ぎりぎりの時期も長かった。

もっともきつく、身体のみでなく精神的に疲労したのは、夏の重度認知症の義母の看取り。きつかったのは看取りそのものでなく、医療や介護の担当者と交わされるやりとりだった。

義母は五年前から「看取りまでできます」の特養に入所していた。予想していたより早く、誤嚥性肺炎を起こし施設の判断で救急搬送をされた。主治医から経口摂取は命を維持するほどまでの量を取ることはできないだろうと説明された。幸い抗生剤投与が奏功し、肺炎症状は軽

快し、入院治療が終わった。

　では施設に戻ろうと退院の連絡をしようとしたところ、主治医が「戻れるかな」とつぶやいた。どういう意味だろうと思いつつ、施設に「おかげさまで無事に治療が終わりました。そちらに戻りたいと思います」と電話をした。「看護師に変わります」。妙に長い保留音。電話に出た看護師が「もっと落ち着くまで再入所はできません」のお返事。「え、もっと落ち着くってどういう状態ですか？　医師からは退院の許可が出ています」。食べられるようになり、看護師不在の夜間、土日に吸引が必要でなくなる状態です。「いやいや、いずれにせよ経口摂取はできなくなりますし、これ以上、医療を受けても、以前のようには食べられるようにまでは回復しません」。「これは終末期に移行している兆候で、看取りができるということでそちらの施設と契約しました。夜間や土日に吸引が無理なら、介護職での口腔ケアやポジショニングで取れるだけを取っていただければいいんです」。「家族はもう入院はせず特養で、できる医療やケアで自然の命を見守る覚悟と意思を固めています」などなど先方の言い分にていねいに主張してみるが、「ですから」と溜息交じりで理解力のない家族扱い。ため息つきたいのはこっちである。「ではそちらの看取りできます、というのはどういうことをさしているのですか」と、もうムダを承知しつつ問うてみたが「自然に枯れるように逝く状況です」。何がちゃうねん。同じ看護師とは思えない感覚や判断の違い。もう、けんか口調になることを抑えられなかった。一方的で、一向にこちらの主張も意向も聞いてはもらえず、交渉は決裂した。主治医になりゆきを報告したら「やっぱりね」「いつもあそこの施設は救急車で送るだけ送ってきて、後は引き受けない。本当に困っているんです」。やや怒り気味の口調だった。この時、私は主治医の「戻れるかな」のつぶやきの意味を知ることになった。

胃ろうも中心静脈栄養もせず、口にできるだけの飲食で、本人の自然の力を生きることを選んでしまうと、家以外に行き先はなく、居場所を必死で探さなければならない。不要と希望していても、行先がなくなってしまうから医療処置を選んでしまう家族の状況が分かる。

この地区ではもう長く事業をしていて、施設の知り合いも多い。看取りは経験がないとしり込みする小規模多機能施設の施設長に頼み込み、すぐに入所をさせてもらうことになった。入院時も救急担当医、主治医、看護師と病歴や意向を質問された。電子カルテは何のためにあるのだろうと思ったが、義母が適切な治療や看護を受けられるためならばと同じことを説明した。

退院し、やっと居場所が見つかり静かに過ごせると思いきや、交代で訪問する毎回違う医師、医師から依頼を受けたという嚥下評価のための歯科衛生士。何度も何度も、経過と家族がどう思うかを問われ、医療やケアを決定させられる。認知症になってからの病状経過を語らされる。聞き手にとっては、単に病状経過だけなのかも知れない。しかし、家族にとっては診断がつかずに大病院から専門医、専門医から専門医を紹介され、ついには診断がつかず、症状も悪化するばかり。入所を決めたことなど、つらい体験も多く、聞かれるたび、語るたび一緒に悲しさが再燃する。全部含めて家族は何度も話し合い、義母にとっての最善を決めた。けれど、それを家族の言葉で説明しても、相手の思考のロジックに合わせて、決めたことを伝えなければならない。点滴をした方が、胃ろうをした方が、あれをこれを、家族の意向を問うようで、実は医師のしたいことを譲れない。だからしてほしいこと、望むことを必死で伝えても届かないのである。納得するまでやり取りは続く。

義父が「何回同じこと話さなあかんねん。それで本人にええことあるんか」。家族だけになった時に我慢しきれず口にした。本当にそうだと思った。私も家族ももう聞かれ疲れ、決め疲れしていて、もうどうでもいい。好きにしてという気持ちになっていた。

大事にしていたことを見失いそうになってもいた。死ぬのでなく、今を必死に生きる母を抱きしめ、激流の中に必死で流されまいと踏ん張り立つような感覚だった。

もうやめて。何度も伝えている。私たちの望むのは母との静かな時間。わずかに残されている口から飲み込む力。それを大事にして最後まで命を大事にすること。立て直したところに、頼んでもいない医師からの嚥下評価の指示があり「訪問します。いつがご都合いいですか」という歯科衛生士からの電話で、何とか保っていた気持ちの糸が切れた。本当にいらないんです。伝わらない、相手のしたいことを受け取らなければならない苦しさに耐えられず号泣した。専門家に見てもらわなくても、家族はもう何年も母の飲み込み具合を見てきている。それに勝る見立てなどない。

残り少ない義母と家族の最後の静かな暮らしを、そっと見守り支えてもらうことはそんなに難しいのか。

歯科衛生士に、「訪問はかまわない。でも母はもう食べられない。私たちは喋れぬ母の表情を見て、ひとさじずつの飲み込み方、気持ちを感じ取り、下降に向かう変化を感じてきた。やっと戻らないと折り合いつけたのに、もしまた無理だと言われるだけなら悲しいだけなんです」。歯科衛生士は医師との指示の狭間で困っていたし、親切をむげにもできず、じゃあどうぞとお願いした。結果は「残念ながら」から始まった。家族は無言になる。無言を立て直す苦労を知らないでしょう。誰のための診断。もう何を言うのも疲れていた。「ありがとうございました」、やっとひと言を繕った。

施設での基本ケアをお願いし、午前、午後、就寝前に夫と長女と手分けして母の元に通った。終わる命は救えなかったが、生きる最期の命に私は看護師としての全ての知識と技術を駆使し、それを家族にも教えた。皆、必死で覚えて、私がいなくても同じように行った。毎日、最高のケアを尽くし整えた。義母は全く喋れなかったが、これまでで一番濃厚な時間だった。入所から二週間、誕生日に母は息を引き取った。

十七歳の長女が、「不思議やねん。おばあちゃんがいなくなるのは寂しくないわけないけど、自分が全てやりきった気持ちが大きくて、悲しくないんよね」。そんな言葉も看護師として、母として最高の褒め言葉として胸に刻まれた。

この一か月の経験は、ろくに介護もできてこなかった嫁としてだけではなく、訪問看護師としての私への、義母からの最高の贈り物になった。義母を通しての経験がなければ、私は知らずにいただろういくつもの出来事や当事者の置かれている状況の理解や気持ち。私はその後、自分の看護を振り返り、気づいたこと、反省もたくさんあった。これまで出会ってきた患者や家族の多くの言葉の意味が、開けるように理解できた瞬間でもあった。

私は自分の看護を振り返り、新たな組み立て直しをした。そして、今日のひとりひとと家族の看護につなげている。義母からの大事な贈り物。

認知症の高齢女性と住民との対立——十八歳、長女の痛み

センター試験前の長女に少し気分転換しませんかと誘い、半年ぶりに四国の田舎にある実家に帰省した。時間の流れがゆっくりで、星空に手が届きそうな景色に心落ち着かされる。八十代になる両親は会うたび老化の進みを感じるが、まだ車も運転し、ささやかながら仕事もしている。

実家は十年ほど前に土地が売り出され、注文建築ばかりの戸建てが一つの道路を挟んで十軒並ぶ。十軒のうち八十代の両親が最高齢で、三十代からの各年代の家庭が住み、夕方や休日は幼い子供たちが道路に出て賑わう。おかず作りすぎたからもらってー。旅行に行ってきたからお土産。都会では風化した、昔ながらのご近所づきあいに心温まる。

私は三人兄弟で、兄が沖縄、妹が千葉、そして私が神戸と皆実家と離れて暮らす。両親に八十を境に、神戸に来ませんかと誘ってみたが、ここで最後まで暮らし続けたいと首を振る。帰る頻度を増やしても担えることは限られていて、いつか見守りや介護が必要になった時、ご近所に助けてもらう暮らしになるだろう。ここならば何とかなるかもと、一つの安心材料になっ

ていた。

帰省の楽しみは日ごろの睡眠不足の生活のリセット。何の予定も入れず、私も長女もだらだらと存分に眠る。

昼までうたた寝をしていたら、外から激しい口調の口論に目覚める。ベランダから道路を眺めるとパトカーが止まっている。親しくしている隣家の家の前で高齢女性と、若き警察官の終わらぬ口論。母は怖いと言ってカーテンを閉め、玄関を施錠して、カーテンの隙間からやり取りを眺める。他の家からも同じ気配を感じる。いくつもの静かな視線が女性と警察官のやりとりを見てる。

母に事情を聞くと、ここ数か月、特に女性を気にかけ接していた二軒の呼び鈴を鳴らして、出なければドアをトントントントンとノックし続ける。応対に出れば、身に覚えのない被害に遭わされたと言って譲らない。していないと誤解を解こうとすればするほど、女性は激昂してゆく。

地域の自治会、被害にあっている数軒との話し合いがあり、高齢女性の訪問があれば地域包括支援センター、警察に通報するルールが決まったようだ。女性の夫や子供は欠席だったらしい。

職業柄、私はじっとしていられず、ジュース買ってくるねと言って、外に出た。ゆっくり高齢女性と警察官の横を通り過ぎる。目を釣り上げ、怒りいっぱいに声を荒げている。耳を傾けた。女性がこの家の方が、風呂に入れとかうるさく言いがかりをつけるから抗議に来たんです。ですからこのお宅の方はそのようなことをしていない。ずっと同じやり取りが続く。

母の噂話と一見からの想像に過ぎないが、認知症と被害妄想の病がありそう。数年前に東京から移り住んで来た七十代のご夫婦。夫はフルタイムで仕事をし、妻は主婦。東京に帰りたいと寂しがるようになったのが最初のサインで、ふさぎ込みと記憶障害が始まった。異変に気づいたのは、一緒に自治会活動をしていた知人。心配して夫に伝えたところ、無礼な、妻はどうもなく大丈夫だ。夫が本当に異変に気づいてなかったのか、気づいていたけど隠したかったのかは分からないが、スタート地点で夫の硬化した態度が近隣住民との距離を生んだ。県外に住む一人娘に相談しようとしたが、近隣住民からの電話には一切出ることはない。手紙を送ってみても返信はない。連絡を拒む家族にも事情はあるだろう。しかし、対話が持たれないまま、溝が深まるばかり。徐々に女性の症状がひどくなり外に向かうようになった。

地域包括支援センター、警察は住民から通報があるたび駆けつけては、仕事中の夫に状況を伝え対応を求める。帰宅した夫は恐らく、行動をやめさせたくて厳しく妻に叱責するのだろう、高齢女性は翌日、また呼び鈴を鳴らす。ひどいことばかり言われる。内容からしてそれを言ったのは夫であろう。高齢女性は、門扉より中には入らない。表現は違うが傷つくことを言わないでほしいに一貫している。

高齢女性の病ゆえの行動の理解と、女性の家族と住民との対話で関係を修復しなければ状況はますます悪化するだろう。しかし、介入している地域包括支援センターにそのような動きはなく、この高齢者女性や家族をどう見守って行こうとしているかの方針は、個人情報とかで近所住民は知らされないから、もはや対立関係の溝は深まるばかりである。住民も何とか温かく見守り、気長く高齢女性や家族との関係を築こうとしていた。しかし、家族が応じないことで不安や怒りが増幅してゆく。散々困らせておいて知らんふりの心境になる。昨夜、夫は飲酒で遅い帰宅だった。監視、冷視に変わってゆく。高齢女性、家族、住民それぞれが苦しくかつ孤立している状況のように見える。

不安といわれなき攻撃、そして解決の見通しのなさに耐えきれなくなった近所の住民は、排除に向かって団結が始まっていた。両親もその一員になっていて、いやいやお父さんもお母さんも、あの女性がどうやってここで住み続けることができるか、一緒に考えてゆかんと明日は我が身なんやで。いや私は、認知症にはならん。なりたくない。あんな風にはならん。頑なで、もうその悪口や排除の認識を変えることはできそうにもなかった。地域包括支援センターに問い合わせてみたいとも思ったが、めったに帰ってこない私が事情も知らず、余計な口を挟むとさらに混乱だけ残すことになりかねないと思った。中途半端過ぎるお節介はやめておこうととどまった。

ずっと黙ってやりとりを見聞きしていた長女が「お母さん私、何か悲しい」とぽつりいう。長女は高齢女性と家族の立場に立っている。近隣住民の立場になり、いやいや、でもねという私の意見は挟まず、思うままを聞くことにした。

こんなん集団でのいじめや。残酷や。毎日、職場に電話なんかして追い詰められ、また帰宅したら高齢女性がひどく叱られ。症状がひどくなってる。そんな家に少し遅く帰りたい気持ちも普通やし、それを皆で何時に帰ってきたとか、怖すぎや。どうせこのままじゃ、あのおばあさん、入院か施設入るしかない。それでここの人は満足なんかも知れんけど、私は心の奥が痛い。認知症は家族だけじゃなくて、地域で見守る病気やもん。

近所の人や警察官の対応を見ていて、全然本人を安心させてやろうとしてない。私でももう少しましな応対が分かるのに。

おじいちゃんとおばあちゃんにもがっかりしたわ。認知症はならんとかなりたくないとか選べるものでもない。今、高齢女性と家族に向けてる考えが、いつか自分を苦しめることになる。それがこの町の風土になる。普通の人しか住めない。

私、ここにとどまって、できることやってみたい。認知症を地域でとか美談や正論を押し付けてもうまくいくはずもない。でもジワジワと効果が出るような何かがあるような気がするね ん。私はあの高齢女性にも夫にもここで住み続けていてほしい。

それがかなわぬなら、もう終わりや。私がもしあのおばあさんみたいになった時、それでも私を認めてほしいし、普通に受け入れてほしい。今ある世の中で無理なら、私は友達とかと自分たちの住み続けられる町を作りたい。悲しすぎるやん。別に何にもできんかも知れんけど、許されるなら高齢女性の話しを聞いて、どんな世界が見えていて、どんな気持ちなのか。何が安心させられるのか知りたい。ひとりぼっちじゃないって思えたらな。

実家のある集落には、神戸のニュータウンにはない人のつながりがあり、私はすごくここが好きやった。おじいちゃんもおばあちゃんも好きやった。だから余計にショックやった。

純粋な目線や心境で「本当、そうやねー」としか返す言葉が見つからなかった。それぞれ思うことを巡らせる沈黙のあと、長女に、私たちは知らぬことも多いし、もう帰るんだから、今回は立ち入らんとこ。できることはあの高齢女性や家族のことを気にかけながら、おじいちゃんとおばあちゃんのところにこまめに帰ってきて話しを重ねることくらいかな。長女も思いのたけを話しきり気が落ち着いて、そうやね、そうしょうと明るい表情に戻ってた。
両親の住む地域だけが特別差別主義者が集まっているわけではない。一部を除いた多くの地域の現実なのではないだろうか。地域包括ケアも地域共生社会も医療介護のあり方も、あらためて住民自身の主体的な力や近隣住民との関係性抜きには成り立たないと実感した。しかし、一体、何をどこからと、難しさを感じた経験でもあった。

女性はその後、精神科の病院に長期入院となり、恐らく家族は自宅に戻る選択はしないだろうという結末になった。家族にも近隣住民にもある意味の平穏が取り戻されて、何事もなかったように時が過ぎてゆく。長女と食卓を囲みながら時々、あの高齢女性はどうしているだろうと思い出す。

神戸への帰り道。長女がたまたまＮＨＫの特集番組で、大阪で皆が住める町づくりみたいな取り組みをしていたのを思い出した。二月のセンター終わったら視察の旅に出てみようか。うん、行ってみたい。

十八歳の長女の痛みを素敵に思う。最近の若者もステタモンジャナイナー。

「家に帰りたい」「家で最期まで」をかなえる
—看護の意味をさがして

発　行　2018年12月15日　第1版第1刷©
　　　　2020年12月 1 日　第1版第2刷

著　者　藤田《ふじた》　愛《あい》

発行者　株式会社　医学書院
　　　　代表取締役　金原　俊
　　　　〒113-8719　東京都文京区本郷1-28-23
　　　　電話　03-3817-5600(社内案内)

印刷・製本　アイワード

ISBN978-4-260-03699-3